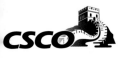

中国临床肿瘤学会（CSCO）
子宫内膜癌诊疗指南
2023

GUIDELINES OF CHINESE SOCIETY OF CLINICAL ONCOLOGY (CSCO)

ENDOMETRIAL CARCINOMA

中国临床肿瘤学会指南工作委员会　组织编写

人民卫生出版社
·北京·

U0287966

版权所有，侵权必究！

图书在版编目（CIP）数据

中国临床肿瘤学会（CSCO）子宫内膜癌诊疗指南.
2023 / 中国临床肿瘤学会指南工作委员会组织编写.—
北京：人民卫生出版社，2023.8
　ISBN 978-7-117-35118-8

Ⅰ.①中…　Ⅱ.①中…　Ⅲ.①子宫肿瘤—诊疗—指南
Ⅳ.①R737.33-62

中国国家版本馆 CIP 数据核字（2023）第 140352 号

人卫智网	www.ipmph.com	医学教育、学术、考试、健康，购书智慧智能综合服务平台
人卫官网	www.pmph.com	人卫官方资讯发布平台

中国临床肿瘤学会（CSCO）子宫内膜癌诊疗指南 2023
Zhongguo Linchuang Zhongliu Xuehui（CSCO）Zigong Neimo Ai Zhenliao Zhinan 2023

组织编写：中国临床肿瘤学会指南工作委员会
出版发行：人民卫生出版社（中继线 010-59780011）
地　　址：北京市朝阳区潘家园南里 19 号
邮　　编：100021
E - mail：pmph @ pmph.com
购书热线：010-59787592　010-59787584　010-65264830
印　　刷：三河市宏达印刷有限公司

经　　销：新华书店
开　　本：787×1092　1/32　印张：4
字　　数：107 千字
版　　次：2023 年 8 月第 1 版
印　　次：2023 年 8 月第 1 次印刷
标准书号：ISBN 978-7-117-35118-8
定　　价：50.00 元

打击盗版举报电话：**010-59787491**　**E-mail：WQ @ pmph.com**
质量问题联系电话：**010-59787234**　**E-mail：zhiliang @ pmph.com**
数字融合服务电话：**4001118166**　　**E-mail：zengzhi @ pmph.com**

中国临床肿瘤学会指南工作委员会

中国临床肿瘤学会（CSCO）

子宫内膜癌诊疗指南

2023

组　　长　吴令英　李　力

副　组　长（以姓氏汉语拼音为序）

　　　　　曹冬焱　郭瑞霞　刘继红　王　静　王丹波　杨宏英

专家组成员（以姓氏汉语拼音为序）（* 为执笔人）

　　　　　安菊生　中国医学科学院肿瘤医院妇瘤科

　　　　　安瑞芳*　西安交通大学第一附属医院妇产科

　　　　　卜丽红　中国人民解放军总医院第五医学中心妇产科

　　　　　曹冬焱*　北京协和医院妇产科

　　　　　岑　尧　内蒙古自治区人民医院妇产科

　　　　　程淑霞*　河南省肿瘤医院妇瘤科

　　　　　程晓东　浙江大学医学院附属妇产科医院妇瘤科

　　　　　崔竹梅　青岛大学附属医院妇科

冯　梅　　福建省肿瘤医院妇科

郭红燕 *　北京大学第三医院妇产科

郭瑞霞 *　郑州大学第一附属医院妇产科

侯晓荣　　北京协和医院放疗科

胡金龙　　河南省人民医院肿瘤中心

李　力 *　广西医科大学附属肿瘤医院妇科

李　宁　　中国医学科学院肿瘤医院妇瘤科

李伟宏　　海南医学院第一附属医院妇科

李玉芝　　蚌埠医学院第一附属医院肿瘤妇科

林小娟　　四川大学华西第二医院妇产科

刘继红　　中山大学肿瘤防治中心妇科

罗艳林　　河南省肿瘤医院妇科

吕秋波　　北京医院妇产科

潘　玫　　江西省妇幼保健院肿瘤科

曲芃芃　　天津市中心妇产科医院妇瘤科

宋　艳*　中国医学科学院肿瘤医院病理科

孙　阳　　福建省肿瘤医院妇科

唐　洁*　湖南省肿瘤医院妇瘤科

王　静　　湖南省肿瘤医院妇瘤科

王　悦　　河南省人民医院妇科

王丹波*　辽宁省肿瘤医院妇科

王国庆*　陕西省肿瘤医院妇瘤科

王建六　　北京大学人民医院妇产科

王武亮　　郑州大学第二附属医院妇科

王志莲　　山西医科大学第二医院妇产科

吴令英　　中国医学科学院肿瘤医院妇瘤科

熊慧华 *　华中科技大学同济医学院附属同济医院肿瘤科

杨宏英　云南省肿瘤医院妇科

杨慧娟　复旦大学附属肿瘤医院妇瘤科

杨谢兰　云南省肿瘤医院妇科

杨英捷　贵州省肿瘤医院妇瘤外科

杨永秀　兰州大学第一医院妇科

袁　勇　吉林省肿瘤医院妇瘤科

张　新　辽宁省肿瘤医院妇科

张承敏　内蒙古自治区肿瘤医院妇瘤科

张慧峰　湖北省肿瘤医院妇瘤科

赵红琴　温州医科大学附属第一医院妇科

赵迎超　华中科技大学同济医学院附属协和医院肿瘤中心

郑　虹 *　北京大学肿瘤医院妇科

佐　晶 *　中国医学科学院肿瘤医院妇瘤科

特 邀 专 家

应建明 * 中国医学科学院肿瘤医院病理科

协 助 编 写（以姓氏汉语拼音为序）

董　林　　中国医学科学院肿瘤医院病理科

李丽红　　中国医学科学院肿瘤医院病理科

许园园　　河南省肿瘤医院妇瘤科

杨　卓　　辽宁省肿瘤医院妇科

袁　华　　中国医学科学院肿瘤医院妇瘤科

基于循证医学证据、兼顾诊疗产品的可及性、吸收精准医学新进展，制定中国常见肿瘤的诊断和治疗指南，是中国临床肿瘤学会（CSCO）的基本任务之一。近年来，临床诊疗指南的制定出现新的趋向，即基于诊疗资源的可及性，这尤其适合于发展中国家，以及地区差异性显著的国家和地区。中国是幅员辽阔、地区经济和学术发展不平衡的发展中国家，CSCO 指南需要兼顾地区发展差异、药物和诊疗手段的可及性及肿瘤治疗的社会价值三个方面。因此，CSCO 指南的制定，要求每一个临床问题的诊疗意见根据循证医学证据和专家共识度形成证据类别，同时结合产品的可及性和效价比形成推荐等级。证据类别高、可及性好的方案，作为 I 级推荐；证据类别较高、专家共识度稍低，或可及性较差的方案，作为 II 级推荐；临床实用，但证据类别不高的，作为 III 级推荐。CSCO 指南主要基于国内外临床研究成果和 CSCO 专家意见，确定推荐等级，以便于大家在临床实践中参考使用。CSCO 指南工作委员会相信，基于证据、兼顾可及、结合意见的指南，更适合我国的临床实际。我们期待得到大家宝贵的反馈意见，并将在指南更新时认真考虑、积极采纳合理建议，保持 CSCO 指南的科学性、公正性和时效性。

中国临床肿瘤学会指南工作委员会

目录

目录

CSCO 诊疗指南证据类别

证据特征			CSCO 专家共识度
类别	水平	来源	
1A	高	严谨的 meta 分析、大型随机对照研究	一致共识 （支持意见 ≥80%）
1B	高	严谨的 meta 分析、大型随机对照研究	基本一致共识 （支持意见 60% ~ <80%）
2A	稍低	一般质量的 meta 分析、小型随机对照研究、设计良好的大型回顾性研究、病例 - 对照研究	一致共识 （支持意见 ≥80%）
2B	稍低	一般质量的 meta 分析、小型随机对照研究、设计良好的大型回顾性研究、病例 - 对照研究	基本一致共识 （支持意见 60% ~ <80%）
3	低	非对照的单臂临床研究、病例报告、专家观点	无共识，且争议大 （支持意见 <60%）

CSCO 诊疗指南推荐等级

推荐等级	标准
I 级推荐	**1A 类证据和部分 2A 类证据** CSCO 指南将 1A 类证据，以及部分专家共识度高且在中国可及性好的 2A 类证据，作为 I 级推荐。具体为：适应证明确、可及性好、肿瘤治疗价值稳定，纳入《国家基本医疗保险、工伤保险和生育保险药品目录》的诊治措施
II 级推荐	**1B 类证据和部分 2A 类证据** CSCO 指南将 1B 类证据，以及部分在中国可及性欠佳，但专家共识度较高的 2A 类证据，作为 II 级推荐。具体为：国内外随机对照研究，提供高级别证据，但可及性差或者效价比不高；对于临床获益明显但价格较贵的措施，考虑患者可能获益，也可作为 II 级推荐
III 级推荐	**2B 类证据和 3 类证据** 对于某些临床上习惯使用，或有探索价值的诊治措施，虽然循证医学证据相对不足，但专家组意见认为可以接受的，作为 III 级推荐

1 子宫内膜癌概述

子宫内膜癌又称子宫体癌，是发生于子宫内膜的一组上皮性恶性肿瘤，为发达国家和我国部分发达城市女性生殖系统最常见的恶性肿瘤。20世纪90年代后期以来，随着人口平均寿命和肥胖率的增加，子宫内膜癌的发病率持续上升或趋于稳定，且有向年轻化发展的趋势，尤其在南非和部分亚洲国家增长最快[1-2]。2017年子宫内膜癌发病率为10.06/10万，占女性全部癌症发病的3.8%，占妇科恶性肿瘤的27.8%，死亡率为2.44/10万，占女性全部癌症死亡的1.9%，占妇科恶性肿瘤的20.24%[3-4]。

子宫内膜癌多发生于围绝经期及绝经后妇女，发病高峰为50~54岁[4]，其发生机制至今尚不完全清楚。约70%的子宫内膜癌发现时肿瘤局限于子宫体，属临床早期，预后较好，5年生存率可达95%。但仍有10%~20%的子宫内膜癌患者诊断时已发生远处转移，其5年生存率<20%[2,5]。研究表明：低级别子宫内膜样癌、高级别子宫内膜样癌、浆液性癌、癌肉瘤、透明细胞癌诊断时晚期患者占比分别为8.8%、38.9%、48.2%、44.3%、33.1%[5]。因此，通过有效的筛查方法来实现子宫内膜癌的早期诊断与治疗至关重要。

子宫内膜癌的治疗是以手术治疗为主，放射治疗（放疗）、化学治疗（化疗）、激素和免疫靶向治疗等为辅的综合治疗。2013年，癌症基因组图谱根据全基因组测序基因特征将子宫内膜癌进行分子分型，以指导临床诊疗[6]。这一基于分子遗传特征的个体化精准治疗，革新了子宫内膜癌的治疗模式，为免疫靶向药物的选择提供指引。中国临床肿瘤学会通过结合国内外指南及研究结果，制定子宫内膜癌诊疗指南，为临床诊治提供依据。

参考文献

［1］ SUNG H, FERLAY J, SIEGEL RL, et al. Global cancer statistics 2020: GLOBOCAN estimates of incidence and mortality worldwide for 36 cancers in 185 countries. CA Cancer J Clin, 2021, 71 (3): 209-249.

［2］ SIEGEL RL, MILLER KD, WAGLE NS, et al. Cancer statistics, 2023. CA Cancer J Clin, 2023, 73 (1): 17-48.

［3］ ZHENG RS, ZHANG SW, ZENG HM, et al. Cancer incidence and mortality in China, 2016. JNCC, 2022, 2 (1): 1-9.

［4］ 国家癌症中心. 2020 中国肿瘤登记年报. 北京：人民卫生出版社, 2022: 175-178.

［5］ BARCLAY ME, ABEL GA, GREENBERG DC, et al. Socio-demographic variation in stage at diagnosis of breast, bladder, colon, endometrial, lung, melanoma, prostate, rectal, renal and ovarian cancer in England and its population impact. Br J Cancer, 2021, 124 (7): 1320-1329.

［6］ KANDOTH C, SCHULTZ N, CHERNIACK AD, et al. Integrated genomic characterization of endometrial carcinoma. Nature, 2013, 497 (7447): 67-73.

2 子宫内膜癌诊断和检查

2.1　无症状人群的子宫内膜癌筛查 [a]

临床评估	I 级推荐	II 级推荐	III 级推荐
风险增加人群 [1-4, 6-9] 1. 肥胖，BMI ≥ 30kg/m² [11] 2. 多囊卵巢综合征 3. 无孕激素拮抗的雌激素使用史 [12-13] 4. 55 岁以后绝经 5. 长期未育或原发不孕 6. 长期服用他莫昔芬 [14] 7. 长期糖尿病病史 [15]	建议每年进行经阴道超声检查以监测子宫内膜厚度 [b]	如超声提示增殖期子宫内膜厚度>11mm（或绝经后>5mm）或血管增多、子宫内膜不均质、肿物、绝经后有透声差的宫腔积液等，建议进行子宫内膜细胞学检查或子宫内膜微量组织病理检查 [10]	盆腔磁共振 [e]

无症状人群的子宫内膜癌筛查（续）

临床评估	Ⅰ级推荐	Ⅱ级推荐	Ⅲ级推荐
高风险人群 1. Lynch 综合征患者 2. 一至三级亲属中有 Lynch 综合征患者但本人未行基因检测 3. 有子宫内膜癌或结肠癌家族史	Lynch 综合征患者建议 35 岁后每年进行子宫内膜癌筛查 c [16-18, 21]	建议先行基因检测。确定为 Lynch 综合征者，按高风险人群进行筛查 d；其余按一般风险人群进行筛查	

【注释】

a 普通人群（即无上述风险的人群）不推荐进行常规的子宫内膜癌筛查。

b 在绝经后女性中，经阴道超声（内膜厚度 ≤4mm）对子宫内膜癌的阴性预测值高达 99% 以上。但在绝经前女性中经阴道超声预测价值较低，不建议单独用于子宫内膜癌的筛查 [5, 19-20]。

c 推荐进行经阴道超声联合脱落细胞学或微量组织病理检查的联合筛查方案。

d 确诊 Lynch 综合征的女性建议进行遗传咨询，采取必要的措施降低发生恶性肿瘤的概率，包括进行预防性子宫 + 双侧附件切除术等。

e 当超声发现子宫内膜异常时，建议行盆腔磁共振成像（MRI）检查进一步评估。

参考文献

［1］俞梅, 向阳, 马晓欣, 等. 子宫内膜癌筛查规范建议. 中华妇产科杂志, 2020, 55 (5): 307-311.

［2］子宫内膜癌筛查专家委员会. 子宫内膜癌筛查和早期诊断专家共识 (草案). 中国实用妇科与产科杂志, 2017, 33 (10): 1050-1052.

［3］RENAUD MC, LE T. Epidemiology and investigations for suspected endometrial cancer. J Obstet Gynaecol Can, 2013, 35 (4): 380-381.

［4］CLARKE MA, LONG BJ, DEL MAR MORILLO A, et al. Association of endometrial cancer risk with postmenopausal bleeding in women: A systematic review and meta-analysis. JAMA Intern Med, 2018, 178 (9): 1210-1222.

［5］ACOG Committee Opinion No. 734 Summary: The role of transvaginal ultrasonography in evaluating the endometrium of women with postmenopausal bleeding. Obstet Gynecol, 2018, 131 (5): 945-946.

［6］MORRISON J, BALEGA J, BUCKLEY L, et al. British Gynaecological Cancer Society (BGCS) uterine cancer guidelines: Recommendations for practice. Eur J Obstet Gynecol Reprod Biol, 2022, 270: 50-89.

［7］CONCIN N, MATIAS-GUIU X, VERGOTE I, et al. ESGO/ESTRO/ESP guidelines for the management of patients with endometrial carcinoma. Int J Gynecol Cancer, 2021, 31 (1): 12-39.

［8］中国抗癌协会妇科肿瘤专业委员会. 子宫内膜癌诊断与治疗指南 (2021 年版). 中国癌症杂志, 2021, 31 (6): 501-512.

［9］LORTET-TIEULENT J, FERLAY J, BRAY F, et al. International patterns and trends in endometrial cancer incidence, 1978-2013. J Natl Cancer Inst, 2017, 110 (4): 354-361.

［10］ BOURDEL N, CHAUVET P, TOGNAZZA E, et al. Sampling in atypical endometrial hyperplasia: Which method results in the lowest underestimation of endometrial cancer?: A systematic review and meta-analysis. J Minim Invasive Gynecol, 2016, 23 (5): 692-701.

［11］ JENABI E, POOROLAJAL J. The effect of body mass index on endometrial cancer: A meta-analysis. Public Health, 2015, 129 (7): 872-880.

［12］ Endometrial cancer and oral contraceptives: An individual participant meta-analysis of 27 276 women with endometrial cancer from 36 epidemiological studies. Lancet Oncol, 2015, 16 (9): 1061-1070.

［13］ BERAL V, BULL D, REEVES G. Endometrial cancer and hormone-replacement therapy in the Million Women Study. Lancet, 2005, 365 (9470): 1543-1551.

［14］ BARAKAT RR, GILEWSKI TA, ALMADRONES L, et al. Effect of adjuvant tamoxifen on the endometrium in women with breast cancer: A prospective study using office endometrial biopsy. J Clin Oncol, 2000, 18 (20): 3459-3463.

［15］ ZHANG ZH, SU PY, HAO JH, et al. The role of preexisting diabetes mellitus on incidence and mortality of endometrial cancer: A meta-analysis of prospective cohort studies. Int J Gynecol Cancer, 2013, 23 (2): 294-303.

［16］ LINDOR NM, PETERSEN GM, HADLEY DW, et al. Recommendations for the care of individuals with an inherited predisposition to Lynch syndrome: A systematic review. JAMA, 2006, 296 (12): 1507-1517.

［17］ MØLLER P, SEPPÄLÄ T, BERNSTEIN I, et al. Cancer incidence and survival in Lynch syndrome patients receiving colonoscopic and gynaecological surveillance: First report from the prospective Lynch syndrome database. Gut, 2017, 66 (3): 464-472.

［18］ CROSBIE EJ, RYAN NAJ, ARENDS MJ, et al. The Manchester International Consensus Group recommendations for the management of gynecological cancers in Lynch syndrome. Genet Med, 2019, 21 (10): 2390-2400.

[19] JACOBS I, GENTRY-MAHARAJ A, BURNELL M, et al. Sensitivity of transvaginal ultrasound screening for endometrial cancer in postmenopausal women: A case-control study within the UKCTOCS cohort. Lancet Oncol, 2011, 12 (1): 38-48.

[20] SMITH-BINDMAN R, KERLIKOWSKE K, FELDSTEIN VA, et al. Endovaginal ultrasound to exclude endometrial cancer and other endometrial abnormalities. JAMA, 1998, 280 (17): 1510-1517.

[21] SCHMELER KM, LYNCH HT, CHEN LM, et al. Prophylactic surgery to reduce the risk of gynecologic cancers in the Lynch syndrome. N Engl J Med, 2006, 354 (3): 261-269.

子宫内膜癌诊断和检查

2.2 诊断及检查原则

部位	Ⅰ级推荐	Ⅱ级推荐	Ⅲ级推荐
原发肿瘤部位	体格检查（包括妇科检查）[a] CA125、HE4 等血清肿瘤标志物检查 [b] 超声 [c] 盆腔 MRI 或 CT[d] 诊断性刮宫或分段取内膜 [e] 宫腔镜下子宫内膜活检 [f]	TCT、HPV[g]	
区域和全身评估	体格检查 [a] 超声 [c] 颈胸腹盆腔 CT[h] 组织活检或胸 / 腹水脱落细胞学检查 [i] 血常规、肝肾功能等重要脏器功能评价 营养状况评价	PET/CT（必要时） 骨扫描（必要时） 胃肠镜（必要时）	

【注释】

a 包括妇科双合诊及三合诊检查，如无性生活，可进行腹部 - 直肠诊，必要时可与患者沟通，行阴道内诊。

b 目前子宫内膜癌并无特异性肿瘤标志物。CA125、HE4 对于子宫内膜癌的诊断、治疗效果有一定的提示作用。

c 超声（尤其是经阴道彩超）能够对子宫肿瘤的大小、位置、血流情况进行准确判断，但难以评估肿瘤转移的范围。

d 首选盆腔 MRI（平扫＋增强），因其对软组织的分辨率高，更有助于评估子宫肌层浸润深度和范围、子宫颈间质受累情况。

e 需分段诊刮，可初步区分宫颈管受累可能，并排除宫颈癌向上累及宫腔的情况。如影像学检查等提示子宫腔肿物明显，可分段取内膜活检。

f 早期患者可行宫腔镜下子宫内膜定位活检，其较诊断性刮宫更为准确。现有数据显示：宫腔镜检查时膨宫液沿输卵管进入腹腔，有增加腹水细胞学阳性率的风险，但对患者预后无影响。

g 建议同时行 TCT、HPV 检查，尤其局部肿瘤位于子宫下段或有宫颈受累，可区分有无宫颈癌可能。

h 胸部影像学检查首选 CT 平扫。

i 考虑远处转移时可行（超声 /CT 引导下）组织活检或胸腔穿刺收集胸腔积液中的脱落细胞，获取病理学证据。特殊患者不能进行诊断性刮宫、宫腔镜下活检的患者，也可考虑（超声 /CT 引导下）穿刺活检或腹腔穿刺收集腹水中的脱落细胞，获取病理学证据，指导后续治疗。

2.3 病理诊断原则 [1-2, 4, 8, 10]

标本类型	I 级推荐		II 级推荐	III 级推荐
	大体	镜下	免疫组织化学/分子标志物	分子标志物

诊断性刮宫/宫腔镜下内膜活检/穿刺活检 a [3, 16]	• 组织样本大小和数目	• 明确病变性质和类型 [5-6, 9]
		  肿瘤/非肿瘤
		  良性/恶性
		  组织学类型 c
		  组织学分级
			• 用于鉴别诊断、分子分型等的免疫组化标志物检测	• 用于分子分型的基因检测 e, f
				  Lynch 综合征的筛查 [14-15]

子宫内膜癌分期/减瘤手术 a, b	• 肿瘤部位 • 肿瘤大小 • 肿瘤切面，有无坏死 • 双侧附件大小，切面是否正常 • 淋巴结检出数目、大小和分组	• 组织学类型 c [5-6, 9] • 组织学分级 • 肌层浸润深度 • 宫颈间质是否受累 • 双附件是否受累 • 其他累及部位 • 淋巴结转移数和总数 • 癌结节数目 • 脉管瘤栓	• 用于鉴别诊断、分子分型等的免疫组织化学标志物检测	• 用于分子分型的基因检测 e, f Lynch 综合征的筛查

【注释】

a 所有标本应及时固定（离体 30min 内固定最佳），使用新鲜的 3.7% 中性缓冲甲醛固定液，固定液的量应为组织的 10 倍，固定时间 8~48h。

b 子宫内膜癌采用手术病理分期，目前最常用的是 FIGO 分期（2009 版），详见子宫内膜癌分期部分[7]。

c 子宫内膜癌组织学分型参考 WHO 肿瘤分类 2020 版，详见子宫内膜癌组织病理、分子分型及遗传咨询[9]。

d 建议所有子宫内膜癌患者进行分子分型[11-13]。

e 分子分型具体见病理诊断部分。

f 目前分子分型的作用主要是预后评估。

参考文献

[1] National Comprehensive Cancer Network. Uterine neoplasms (Version 2. 2023). (2023-04-28)[2023-07-13]. https://www.nccn.org/professionals/physician_gls/pdf/uterine.pdf.

[2] CONCIN N, MATIAS-GUIU X, VERGOTE I, et al. ESGO/ESTRO/ESP guidelines for the management of patients with endometrial carcinoma. Int J Gynecol Cancer, 2021, 31 (1): 12-39.

[3] CLARK TJ, VOIT D, GUPTA JK, et al. Accuracy of hysteroscopy in the diagnosis of endometrial cancer and hyperplasia: A systematic quantitative review. JAMA, 2002, 288 (13): 1610-1621.

［4］ MORRISON J, BALEGA J, BUCKLEY L, et al. British Gynaecological Cancer Society (BGCS) uterine cancer guidelines: Recommendations for practice. Eur J Obstet Gynecol Reprod Biol, 2022, 270: 50-89.

［5］ GANESAN R, SINGH N, MCCLUGGAGE WG. Dataset for histological reporting of endometrial cancer. London: The Royal College of Pathologists, 2020.

［6］ MALPICA A, EUSCHER ED, HECHT JL, et al. Endometrial carcinoma, grossing and processing issues: Recommendations of the International Society of Gynecologic Pathologists. Int J Gynecol Pathol, 2019, 38 Suppl 1 (Iss 1 Suppl 1): S9-S24.

［7］ PECORELLI S. Revised FIGO staging for carcinoma of the vulva, cervix, and endometrium. Int J Gynaecol Obstet, 2009, 105 (2): 103-104.

［8］ CHO KR, COOPER K, CROCE S, et al. International Society of Gynecological Pathologists (ISGyP) Endometrial Cancer Project: Guidelines from the Special Techniques and Ancillary Studies Group. Int J Gynecol Pathol, 2019, 38 Suppl 1 (Iss 1 Suppl 1): S114-S122.

［9］ WHO CLASSIFICATION OF TUMOURS EDITORIAL BOARD. Female genital tumours: WHO classification of tumours. 5th ed. Lyon: IARC Press, 2020.

［10］ LU KH, BROADDUS RR. Endometrial Cancer. N Engl J Med, 2020, 383 (21): 2053-2064.

［11］ LEÓN-CASTILLO A, DE BOER SM, POWELL ME, et al. Molecular classification of the PORTEC-3 Trial for high-risk endometrial cancer: Impact on prognosis and benefit from adjuvant therapy. J Clin Oncol, 2020, 38 (29): 3388-3397.

［12］ KOMMOSS S, MCCONECHY MK, KOMMOSS F, et al. Final validation of the ProMisE molecular classifier for endometrial carcinoma in a large population-based case series. Ann Oncol, 2018, 29 (5): 1180-1188.

［13］ KANDOTH C, SCHULTZ N, CHERNIACK AD, et al. Integrated genomic characterization of endometrial carcinoma. Nature, 2013, 497 (7447): 67-73.

[14] RYAN N, MCMAHON R, TOBI S, et al. The proportion of endometrial tumours associated with Lynch syndrome (PETALS): A prospective cross-sectional study. PLoS Med, 2020, 17 (9): e1003263.

[15] STINTON C, FRASER H, AL-KHUDAIRY L, et al. Testing for lynch syndrome in people with endometrial cancer using immunohistochemistry and microsatellite instability-based testing strategies: A systematic review of test accuracy. Gynecol Oncol, 2021, 160 (1): 148-160.

[16] SÁINZ DE LA CUESTA R, ESPINOSA JA, CRESPO E, et al. Does fluid hysteroscopy increase the stage or worsen the prognosis in patients with endometrial cancer?: A randomized controlled trial. Eur J Obstet Gynecol Reprod Biol, 2004, 115 (2): 211-215.

3　子宫内膜癌组织病理、分子分型及遗传咨询

3.1 子宫内膜癌组织病理

子宫内膜癌的常见病理亚型是子宫内膜样癌，其他亚型如浆液性癌及透明细胞癌、混合型癌、未分化/去分化癌等（表3-1）。常见的子宫内膜癌病理特点见表3-2。2020版WHO分类中内膜癌增加了四种"其他类型"：中肾管腺癌、中肾管样腺癌、非特异鳞癌以及胃肠型黏液癌。中肾管腺癌及中肾管样腺癌通常表现出多种组织学形态，腔内嗜酸性胶体样物质的小腺体和小管占主导地位，免疫组织化学ER和PR通常阴性表达，p53呈野生型表达，GATA3弥漫表达，CD10呈腔面特征性阳性染色，目前倾向认为这类肿瘤具有更高的侵袭性。非特异鳞癌是仅由具有鳞状细胞分化的细胞组成的癌，诊断时需排除低分化内膜样癌。内膜原发性胃（胃肠道）型黏液癌是具有黏液性胃/胃肠道特征的癌，可有特征性杯状细胞的出现[1-4]。

表 3-1　WHO 子宫体肿瘤分类（第 5 版，2020）

癌前病变

- 子宫内膜不典型增生 / 子宫内膜上皮内瘤变（EIN）

子宫内膜癌亚型

- 子宫内膜样癌
- 浆液性癌
- 透明细胞癌
- 未分化癌
- 去分化癌
- 混合癌
- 癌肉瘤
- 其他子宫内膜癌（中肾管癌、胃型腺癌等）

表 3-2　常见子宫内膜癌的病理及免疫组织化学表达特点

	病理特点	免疫组织化学表达特点
子宫内膜样癌	以组织结构作为分级标准： FIGO 1 级：实性生长模式占比 <5% FIGO 2 级：实性生长模式占比 6%~<50% FIGO 3 级：实性生长模式占比 ≥50% 如 ≥50% 有显著的细胞核异型性，肿瘤的 FIGO 分级在原基础上提高 1 级	典型表现为 ER/PR 弥漫性强阳性和 p16 斑片状阳性，p53 野生型表达
浆液性癌	细胞学分级高，核多形性明显，核仁大，有丝分裂活动明显。有时可见瘤巨细胞和砂粒状钙化	p16 强阳性表达，p53 蛋白突变型表达模式（强阳性、阴性或胞浆表达）
透明细胞癌	由富含透明细胞质的细胞组成，有几种不同的结构模式：乳头状、腺体状、管囊状及弥漫性，可形成"靴钉"样结构	通常 ER 及 WT-1 阴性，HNF1 及 Napsin A 阳性

子宫内膜癌组织病理、分子分型及遗传咨询

常见子宫内膜癌的病理及免疫组织化学表达特点（续）

	病理特点	免疫组织化学表达特点
去分化 / 未分化癌	未分化癌是没有明显细胞谱系分化的恶性上皮肿瘤 去分化癌由未分化癌和分化成分（通常为 FIGO 1 级或 2 级子宫内膜样癌）组成	未分化癌 EMA 通常微弱局灶表达，AE1/AE3 不会弥漫强染色。不表达 ER、PR、PAX8
混合细胞癌	多为子宫内膜样和高级别非子宫内膜样表现（通常为浆液性）的混合性癌	表达相应的不同类型的癌组织的免疫组织化学标志
癌肉瘤	既含恶性上皮（癌）成分，又含恶性间质（肉瘤）成分。子宫癌肉瘤最初被归类为肉瘤，但根据分子生物学证据表明肿瘤细胞表达上皮 - 间质转化特征，因此，新版 WHO 分类中，癌肉瘤被视为一种子宫内膜癌，而不是混合性肿瘤	表达相应的癌或肉瘤的免疫组织化学标志

参考文献

［1］WHO Classification of Tumours Editorial Board. WHO Classification of Tumours: Female genital tumours. 5th ed. Lyon (France): International Agency for Research on Cancer, 2020.

［2］CONLON N, JR LEITAO MM, ABU-RUSTUM NR, et al. Grading uterine endometrioid carcinoma: A proposal that binary is best. Am J Surg Pathol, 2014, 38 (12): 1583-1587.

［3］HERTEL JD, HUETTNER PC, PFEIFER JD. Lymphovascular space invasion in microcystic elongated and fragmented (MELF)-pattern well-differentiated endometrioid adenocarcinoma is associated with a higher rate of lymph node metastasis. Int J Gynecol Pathol, 2014, 33 (2): 127-134.

［4］HUANG CY, TANG YH, CHIANG YC, et al. Impact of management on the prognosis of pure uterine papillary serous cancer: A Taiwanese Gynecologic Oncology Group (TGOG) study. Gynecol Oncol, 2014, 133 (2): 221-228.

3.2 子宫内膜癌相关遗传易感基因筛检和基因诊断原则

临床评估	I 级推荐	II 级推荐	III 级推荐
Lynch 综合征 筛查 [1-3]	对所有子宫内膜癌患者通过免疫组化（IHC）检测错配修复蛋白（MLH1、PMS2、MSH2、MSH6）表达情况和 / 或微卫星不稳定性（MSI）检测，进行 Lynch 综合征初筛 a [4-5]。对于初筛发现错配修复缺陷（dMMR）和 / 或微卫星高度不稳定（MSI-H）的患者，建议有条件的医院按照 Lynch 综合征基因筛查流程（图 3-1）完成 MMR 基因（*MLH1*、*PMS2*、*MSH2* 和 *MSH6*）和 *EPCAM* 基因 b 胚系突变检测建议 MMR 基因检测患者的临床和病理特征 [6]： ① PMS2（MLH1 正常）、MSH2 或 MSH6 蛋白中任一蛋白表达缺失者； ② MLH1 蛋白表达缺失，且 *MLH1* 基因启动子未见高甲基化者 c [7]； ③ MSI-H； ④临床高度怀疑 Lynch 综合征时 [8]：无论 MMR 状态如何 e，本人有同时或异时发生 Lynch 综合征相关肿瘤个人史，或有子宫内膜癌、结直肠癌或其他 Lynch 综合征相关肿瘤 f 家族史的患者； ⑤有血缘关系的家族成员确诊为 Lynch 综合征者	对于年龄<50岁的子宫内膜癌患者和有明显子宫内膜和 / 或结直肠癌家族史的患者，应考虑进行基因检测和咨询 [9]	

子宫内膜癌组织病理、分子分型及遗传咨询

子宫内膜癌相关遗传易感基因筛检和基因诊断原则（续）

临床评估	I 级推荐	II 级推荐	III 级推荐
Lynch 综合征筛查后的管理策略[10]	建议对明确为 Lynch 综合征的患者进行遗传咨询和遗传管理，需强调进行 Lynch 综合征相关恶性肿瘤的筛查及随访，同时推荐对与其有血缘关系的亲属尽早进行遗传咨询及基因检测，以便制订相应的遗传管理措施[3, 11] 1. Lynch 综合征胚系突变携带者[12-13] ① *MLH1* 或 *MSH2* 突变携带者：20~25 岁开始每 1~2 年行结肠镜检查； *MSH6* 或 *PMS2* 突变携带者：25~30 岁开始每 1~2 年行结肠镜检查； ②从 30~35 岁开始每 1~2 年进行胃十二指肠镜检查； ③在确诊 Lynch 综合征但无子宫内膜癌的女性中，已生育的可考虑子宫和双附件预防性切除术[14]；未行预防性手术者，当无临床症状时，建议每 1~2 年行子宫内膜活检以排除子宫内膜癌的风险，定期经阴道子宫双附件超声及血清 CA125 检测等排除卵巢癌风险 2. 对于已明确致病性胚系突变的家系，突变携带者参照以上方案进行随访，非突变携带者可按一般人群筛查 3. 不能明确胚系基因突变的家系，建议根据家族史和临床表现，由医生与患者商议决定复查随访策略		

【注释】

a 利用 MMR 蛋白免疫组化[15]和 / 或微卫星不稳定性（MSI）筛查肿瘤有无 DNA 错配修复缺陷，用于确定哪些患者应接受 Lynch 综合征的基因突变检测[16-17]。

b *EPCAM* 基因的 3' 末端外显子缺失导致 *MSH2* 基因启动子高甲基化，从而使 *MSH2* 转录功能失活，病理往往表现为肿瘤细胞核 MSH2（−）和 MSH6（−）[18]。

c MMR 基因检测需要筛查点突变和基因大片段重排（大片段缺失和大片段扩增）[19]。

d *BRAF* V600E 突变常见于 *MLH1* 基因启动子甲基化引起的散发性结直肠癌患者；子宫内膜癌患者 *BRAF* 基因突变频率极低，且与 *MLH1* 基因启动子甲基化不相关，因此在子宫内膜癌中筛查 Lynch 综合征时无须检测 *BRAF* V600E 突变[20]。

e 有部分 Lynch 综合征患者肿瘤病理表现为功能缺陷性 MMR 蛋白表达，针对这部分患者需要结合个人史、肿瘤家族史和 / 或 MSI 状态推荐 MMR 基因检测。

f Lynch 综合征相关肿瘤包括结直肠癌、子宫内膜癌、胃癌、卵巢癌、胰腺癌、尿路上皮癌、脑肿瘤（通常是恶性胶质瘤）、胆管癌、小肠肿瘤、皮脂腺瘤。

子宫内膜癌相关 Lynch 综合征遗传筛查方案

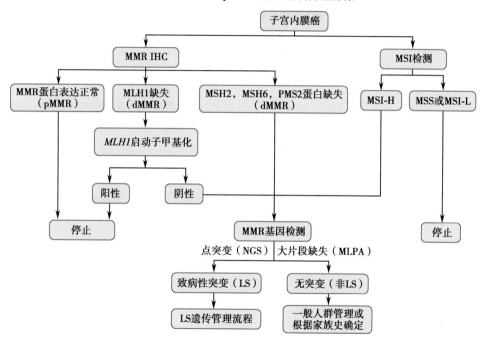

参考文献

[1] 李晓芬，袁瑛.中国 Lynch 综合征的过去、现在和将来.中华结直肠疾病电子杂志，2015 (3): 21-26.

[2] 中国抗癌协会妇科肿瘤专业委员会，中华医学会病理学分会，国家病理质控中心.子宫内膜癌分子检测中国专家共识 (2021 年版).中国癌症杂志，2021, 31 (11): 1126-1144.

[3] WEISS JM, GUPTA S, BURKE CA, et al. NCCN Guidelines® Insights: Genetic/Familial High-Risk Assessment: Colorectal, Version 1. 2021. J Natl Compr Canc Netw, 2021, 19 (10): 1122-1132.

[4] FERGUSON SE, ARONSON M, POLLETT A, et al. Performance characteristics of screening strategies for Lynch syndrome in unselected women with newly diagnosed endometrial cancer who have undergone universal germline mutation testing. Cancer, 2014, 120 (24): 3932-3939.

[5] MILLS AM, LIOU S, FORD JM, et al. Lynch syndrome screening should be considered for all patients with newly diagnosed endometrial cancer. Am J Surg Pathol, 2014, 38 (11): 1501-1509.

[6] KOH WJ, ABU-RUSTUM NR, BEAN S, et al. Uterine Neoplasms, Version 1. 2018, NCCN Clinical practice guidelines in oncology. J Natl Compr Canc Netw, 2018, 16 (2): 170-199.

[7] WANG W, YING J, SHI S, et al. A modified screening strategy for Lynch syndrome among MLH1-deficient CRCs: Analysis from consecutive Chinese patients in a single center. Transl Oncol, 2021, 14 (5): 101049.

[8] WALSH CS, BLUM A, WALTS A, et al. Lynch syndrome among gynecologic oncology patients meeting Bethesda guidelines for screening. Gynecol Oncol, 2010, 116 (3): 516-521.

[9] LEENEN CH, VAN LIER MG, VAN DOORN HC, et al. Prospective evaluation of molecular screening for Lynch syndrome in patients with endometrial cancer ≤ 70 years. Gynecol Oncol, 2012, 125 (2): 414-420.

子宫内膜癌组织病理、分子分型及遗传咨询

［10］ CROSBIE EJ, RYAN N, ARENDS MJ, et al. The Manchester International Consensus Group recommendations for the management of gynecological cancers in Lynch syndrome. Genet Med, 2019, 21 (10): 2390-2400.

［11］ DÖRK T, HILLEMANNS P, TEMPFER C, et al. Genetic susceptibility to endometrial cancer: Risk factors and clinical management. Cancers (Basel), 2020, 12 (9): 2407.

［12］ MØLLER P, SEPPÄLÄ T T, BERNSTEIN I, et al. Cancer risk and survival in path_MMR carriers by gene and gender up to 75 years of age: A report from the Prospective Lynch Syndrome Database. Gut, 2018, 67 (7): 1306-1316.

［13］ WIN AK, LINDOR NM, WINSHIP I, et al. Risks of colorectal and other cancers after endometrial cancer for women with Lynch syndrome. J Natl Cancer Inst, 2013, 105 (4): 274-279.

［14］ SCHMELER KM, LYNCH HT, CHEN LM, et al. Prophylactic surgery to reduce the risk of gynecologic cancers in the Lynch syndrome. N Engl J Med, 2006, 354 (3): 261-269.

［15］ KWON JS, SCOTT JL, GILKS CB, et al. Testing women with endometrial cancer to detect Lynch syndrome. J Clin Oncol, 2011, 29 (16): 2247-2252.

［16］ GOODFELLOW PJ, BILLINGSLEY CC, LANKES HA, et al. Combined microsatellite instability, MLH1 methylation analysis, and immunohistochemistry for Lynch syndrome screening in endometrial cancers from GOG210: An NRG Oncology and Gynecologic Oncology Group Study. J Clin Oncol, 2015, 33 (36): 4301-4308.

［17］ 钞晓培, 李雷, 吴鸣, 等. 子宫内膜癌患者中Lynch综合征不同筛查方法的比较. 中华医学杂志, 2019, 99 (15): 1178-1183.

［18］ KEMPERS MJ, KUIPER RP, OCKELOEN CW, et al. Risk of colorectal and endometrial cancers in EPCAM deletion-positive Lynch syndrome: A cohort study. Lancet Oncol, 2011, 12 (1): 49-55.

［19］ DONG L, JIN X, WANG W, et al. Distinct clinical phenotype and genetic testing strategy for Lynch syndrome in China based on a large colorectal cancer cohort. Int J Cancer, 2020, 146 (11): 3077-3086.

［20］ KAWAGUCHI M, YANOKURA M, BANNO K, et al. Analysis of a correlation between the BRAF V600E mutation and abnormal DNA mismatch repair in patients with sporadic endometrial cancer. Int J Oncol, 2009, 34 (6): 1541-1547.

3.3 子宫内膜癌分子分型

临床评估	I 级推荐	II 级推荐	III 级推荐
子宫内膜癌分子分型检测策略[1-2] a		对确诊子宫内膜癌的患者用肿瘤样本进行分子分型,可使用手术切除标本、活检标本或刮宫标本	
分子分型检测方案[3-13]		检测 POLE 基因突变、MMR(错配修复)状态、p53 蛋白表达或 TP53 基因突变状态。结果判断需要遵循一定顺序 b	
POLE 基因突变检测[3-11]		检测 POLE 核酸外切酶结构域热点突变 c	检测 POLE 核酸外切酶结构域致病突变,覆盖 POLE 基因 9~14 号外显子区域
MMR 状态检测[3]		免疫组织化学法检测 MMR 蛋白,包括 MLH1、MSH2、MSH6 和 PMS2 d 检测 MSI 状态 e	
p53 状态检测 f[3]		免疫组织化学法检测 p53 蛋白表达	检测 TP53 基因突变状态

【注释】

a 2013 年肿瘤基因图谱计划（The Tumor Genome Atlas，TCGA）[1] 通过全基因组测序，将子宫内膜癌分为 4 类分子亚型。此后，不同的组织机构提出了不同的分组命名方案，本指南采用 TCGA 的命名方案：POLE 突变型（POLE ultramutated）、高度微卫星不稳定型（microsatellite instability high，MSI-H）、低拷贝型（copy-number low）、高拷贝型（copy-number high）。

b 3%~6% 的子宫内膜癌存在多种分子分型特征 [4-6, 9, 11]，称为多重分子亚型（multiple classifier）。一些文献表明同时有 POLE 致病突变及 dMMR（错配修复缺陷）的子宫内膜癌应归为 POLE 突变型，同时有 dMMR 以及 p53 状态异常的肿瘤应归为高度微卫星不稳定型 [7, 12-13]。因此，分子分型的判读需要遵循一定判读顺序（图 1）[4-7, 9, 11-13]。

c POLE 基因常见且已确认致病能力的热点突变包括 P286R、V411L、S297F、A456P 和 S459F [7, 9-11]。

d MMR 状态的判读是根据 MLH1、MSH2、MSH6 和 PMS2 蛋白的免疫组织化学表达决定，4 个蛋白的细胞核均表达完整或正常时为 pMMR（错配修复功能完整），一个或多个蛋白表达缺失或异常为 dMMR。

e PCR+ 毛细管电泳法是 MSI 状态检测的金标准，也可采用二代测序检测，但因为缺乏统一标准，所以有条件的单位可考虑经过验证的二代测序 MSI 检测。MSI 状态检测结果分为 MSI-H（微卫星高度不稳定）、MSI-L（微卫星低度不稳定）及 MSS（微卫星稳定），MSI-L 和 MSS 均认定为 MSS [14]。MSI 状态及 MMR 蛋白检测结果高度一致，但在少数子宫内膜癌病例中肿瘤组织具有异质性 [15-17]，可能会导致 MMR 蛋白检测与 MSI 状态检测结果不一致，MMR 蛋白免疫组织化学检测可以更直观地观察到异质性[8]。

f p53 蛋白免疫组织化学表达呈完全阴性、细胞核弥漫强阳性或细胞质表达时，为 p53 蛋白表达异常。p53 蛋白表达呈现细胞核散在阳性时，为 p53 蛋白表达正常。*TP53* 基因突变检测建议覆盖 *TP53* 基因所有外显子区及邻近剪切位点。

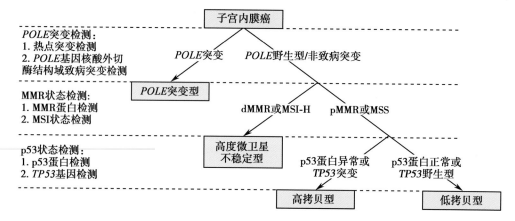

图 1　子宫内膜癌分子分型判读流程[18]

子宫内膜癌分子分型判读流程：①首先判断 *POLE* 基因是否存在致病突变，具有致病性 *POLE* 突变时，则为 *POLE* 突变型；②当确定 *POLE* 基因不存在致病突变时，判断 MMR/MSI 状态，若表现为dMMR 或 MSI-H 状态，则为高度微卫星不稳定型；③当 MMR/MSI 状态表现为 pMMR 或 MSS 时，判断 p53 状态，若表现为 p53 蛋白表达异常或 *TP53* 基因突变时，则为高拷贝型；若 p53 蛋白表达正常或 *TP53* 基因为野生型，则为低拷贝型。

参考文献

［1］ KANDOTH C, SCHULTZ N, CHERNIACK AD, et al. Integrated genomic characterization of endometrial carcinoma. Nature, 2013, 497 (7447): 67-73.

［2］ WHO Classification of Tumours Editorial Board. WHO classification of tumours of female reproductive organ. Lyon: IARC Press, 2020.

［3］ NATIONAL COMPREHENSIVE CANCER NETWORK. Uterine Neoplasms (Version 1. 2022).(2021-11-4)[2023-07-17]. https://www. nccn. org/professionals/physician_gls/pdf/uterine. pdf.

［4］ TALHOUK A, MCCONECHY MK, LEUNG S, et al. A clinically applicable molecular-based classification for endometrial cancers. Br J Cancer, 2015, 113 (2): 299-310.

［5］ TALHOUK A, MCCONECHY MK, LEUNG S, et al. Confirmation of ProMisE: A simple, genomics-based clinical classifier for endometrial cancer. Cancer, 2017, 123 (5): 802-813.

［6］ KOMMOSS S, MCCONECHY MK, KOMMOSS F, et al. Final validation of the ProMisE molecular classifier for endometrial carcinoma in a large population-based case series. Ann Oncol, 2018, 29 (5): 1180-1188.

［7］ LEÓN-CASTILLO A, DE BOER SM, POWELL ME, et al. Molecular classification of the PORTEC-3 trial for high-risk endometrial cancer: Impact on prognosis and benefit from adjuvant therapy. J Clin Oncol, 2020, 38 (29): 3388-3397.

［8］ 中国抗癌协会妇科肿瘤专业委员会, 中华医学会病理学分会, 国家病理质控中心. 子宫内膜癌分子检测中国专家共识 (2021 年版). 中国癌症杂志, 2021, 31 (11): 1126-1144.

［9］ STELLOO E, BOSSE T, NOUT RA, et al. Refining prognosis and identifying targetable pathways for high-risk endometrial cancer: A TransPORTEC initiative. Mod Pathol, 2015, 28 (6): 836-844.

[10] MCCONECHY MK, TALHOUK A, LEUNG S, et al. Endometrial carcinomas with POLE exonuclease domain mutations have a favorable prognosis. Clin Cancer Res, 2016, 22 (12): 2865-2873.

[11] STELLOO E, NOUT RA, OSSE EM, et al. Improved risk assessment by integrating molecular and clinico-pathological factors in early-stage endometrial cancer-combined analysis of the PORTEC Cohorts. Clin Cancer Res, 2016, 22 (16): 4215-4224.

[12] LEÓN-CASTILLO A, GILVAZQUEZ E, NOUT R, et al. Clinicopathological and molecular characterisation of "multiple-classifier" endometrial carcinomas. J Pathol, 2020, 250 (3): 312-322.

[13] LEÓN-CASTILLO A, BRITTON H, MCCONECHY MK, et al. Interpretation of somatic POLE mutations in endometrial carcinoma. J Pathol, 2020, 250 (3): 323-335.

[14] LUCHINI C, BIBEAU F, LIGTENBERG MJL, et al. ESMO recommendations on microsatellite instability testing for immunotherapy in cancer, and its relationship with PD-1/PD-L1 expression and tumour mutational burden: A systematic review-based approach. Ann Oncol, 2019, 30 (8): 1232-1243.

[15] WATKINS JC, NUCCI MR, RITTERHOUSE LL, et al. Unusual mismatch repair immunohistochemical patterns in endometrial carcinoma. Am J Surg Pathol, 2016, 40 (7): 909-916.

[16] KATO A, SATO N, SUGAWARA T, et al. Isolated loss of PMS2 immunohistochemical expression is frequently caused by heterogenous MLH1 promoter hypermethylation in Lynch syndrome screening for endometrial cancer patients. Am J Surg Pathol, 2016, 40 (6): 770-776.

[17] PAI RK, PLESEC TP, ABDUL-KARIM FW, et al. Abrupt loss of MLH1 and PMS2 expression in endometrial carcinoma: Molecular and morphologic analysis of 6 cases. Am J Surg Pathol, 2015, 39 (7): 993-999.

[18] VERMIJ L, SMIT V, NOUT R, et al. Incorporation of molecular characteristics into endometrial cancer management. Histopathology, 2020, 76 (1): 52-63.

子宫内膜癌组织病理、分子分型及遗传咨询

4　子宫内膜癌手术病理分期

采用国际妇产科联合会（FIGO）子宫内膜癌手术分期系统（2023版），适用于子宫体癌和癌肉瘤。

FIGO 分期			分期标准
I			肿瘤局限于子宫体和卵巢
I A			肿瘤局限于子宫内膜，或非侵袭性组织类型[c]侵犯肌层<1/2，无或局灶性 LVSI[a]，或预后良好
	I A1		肿瘤局限于子宫内膜息肉或局限于子宫内膜
	I A2		非侵袭性组织类侵犯肌层<1/2，无或局灶性 LVSI[a]
	I A3		局限于子宫和卵巢的低级别子宫内膜样癌
I B			非侵袭性组织类型[c]侵犯肌层>1/2，无或局灶性 LVSI[a]
I C			侵袭性组织类型[d]局限于子宫内膜息肉，或局限于子宫内膜
II			肿瘤侵犯子宫颈间质但无子宫体外扩散或大量 LVSI[a,c]，或侵袭性组织类型侵犯子宫肌层
II A			非侵袭性组织类型[c]侵犯宫颈间质
II B			非侵袭性组织类型[c]伴大量 LVSI[a,c]
II C			侵袭性组织类型[d]侵犯子宫肌层

子宫内膜癌手术病理分期（续）

FIGO 分期		分期标准
Ⅲ		任何组织类型伴局部和 / 或区域性扩散
ⅢA		肿瘤累及子宫浆膜面和 / 或附件
	ⅢA1	扩散到卵巢或输卵管，符合ⅠA3 期标准的除外
	ⅢA2	肿瘤侵犯子宫浆膜或通过子宫浆膜向外扩散
ⅢB		肿瘤转移或直接蔓延到阴道和 / 或宫旁、或盆腔腹膜
	ⅢB1	肿瘤转移或直接蔓延到阴道和 / 或宫旁
	ⅢB2	肿瘤转移到盆腔腹膜
ⅢC		肿瘤转移至盆腔和 / 或腹主动脉淋巴结
	ⅢC1	转移到盆腔淋巴结
	ⅢC1 ⅰ	微转移（转移灶直径 0.2~2.0mm 和 / 或 >200 个细胞）
	ⅢC1 ⅱ	大转移（转移灶直径 >2.0mm）
	ⅢC2	转移至腹主动脉旁淋巴结（上界最高至肾血管水平），有或无盆腔淋巴结转移
	ⅢC2 ⅰ	微转移（转移灶直径 0.2~2.0mm 和 / 或 >200 细胞）
	ⅢC2 ⅱ	大转移（转移灶直径 >2.0mm）

FIGO 分期		分期标准
IV		肿瘤侵犯膀胱和 / 或侵犯直肠黏膜和 / 或远处转移
IVA		肿瘤侵犯膀胱黏膜和 / 或肠黏膜
IVB		肿瘤转移到腹腔 / 盆腔外腹腔腹膜
IVC		远处转移，包括肾血管水平以上的腹腔内或腹腔外淋巴结转移，肺、肝或骨转移

【注释】

a LVSI 指淋巴脉管间隙浸润。

b 低级别宫内膜样癌侵犯子宫内膜和卵巢具有较好的预后，但必须与子宫内膜癌转移到卵巢（ⅢA2 期）区分开来，如果病变满足下列所有条件，则不推荐进行辅助治疗：①无肌层侵犯或肌层侵犯<1/2；②无大量淋巴脉管间隙浸润；③无其他部位转移；④卵巢肿瘤为单侧，并局限于卵巢内，无表面侵犯或破裂。

c 大量脉管瘤栓，指 ≥ 5 个淋巴脉管浸润。

d 非侵袭性组织类型包括低级别（G_1 和 G_2）子宫内膜样癌。

e 侵袭性子宫内膜样癌包括高级别子宫内膜样癌（G₃）、浆液性癌、透明细胞癌、未分化癌、混合性癌、中肾管样癌、胃肠型黏液腺癌和癌肉瘤。

在条件允许的情况下，鼓励所有子宫内膜癌患者进行分子分型检测（POLEmut、MMRd、NSMP、p53abn），便于预后危险分层，并作为决定辅助治疗和系统性治疗的影响因素。分子分型检测可以用活检组织进行，并可以不用在子宫切除标本中重复。如果进行了分子分型检测，应该在所有分期中记录。

子宫内膜癌结合分子分型结果的 FIGO 分期

FIGO 分期	FIGO 分子分型分期	分期标准
Ⅰ、Ⅱ	ⅠAm$_{POLEmut}$[c]	*POLE* 突变型，局限于子宫体或宫颈间质，无论考虑 LVSI[a] 范围和组织学分级
Ⅰ、Ⅱ	ⅡCm$_{p53abn}$[c]	*p53* 突变型，局限于子宫体（无论肌层侵犯深度），伴或不伴宫颈间质受累，无论考虑 LVSI[a] 范围和组织学分级

【注释】

a LVSI 指淋巴脉管间隙浸润。

b 预后良好：*POLE* 突变型；预后中等：dMMR 型和 NSMP 型；预后差：p53 异常型。

c 基于手术组织病理分期为 FIGO Ⅰ期和Ⅱ期，如果分子分型检测结果为 *POLE* 突变型或者 p53 异常型，FIGO 分期需要进行修改，在 FIGO 分期后标记"m"表示分子分型，分别下标 POLEmut 或 p53abn。MMRd 型和 NSMP 型则不会修改 FIGO 分期，只需要在原 FIGO 分期后增加标记即可，如 Ⅰm_{NSMP} 和Ⅱm_{MMRd}。

d 基于手术组织病理分期为 FIGO Ⅲ期和Ⅳ期，分期并不会由于分子分型结果而改变，只需要在原 FIGO 分期后增加标记即可，如Ⅲm_{p53abn} 和Ⅳm_{p53abn}。

5　子宫内膜癌治疗原则

子宫内膜癌的治疗以手术治疗为主，辅以放疗、化疗、激素和免疫靶向治疗等综合治疗。治疗方案应根据病理类型、病变范围、患者年龄、全身状况、生育要求、有无手术禁忌证以及内科合并症等综合评估，制订个体化治疗方案，在初始评估时可考虑进行分子分型，作为指导治疗的参考。

手术是子宫内膜癌的主要治疗手段，除不能耐受手术或晚期无法手术的患者外，均应积极进行全面的分期手术，对于早期低危子宫内膜癌患者，推荐实施前哨淋巴结切除术替代目前常规的系统淋巴结切除术。对于伴有严重内科并发症、高龄等不宜手术的各期子宫内膜癌患者，可采用放疗和药物治疗，包括化疗药物、激素药物、免疫检查点抑制剂类药物等。严格遵循各种治疗方法的适应证，避免过度治疗或者治疗不足，应进行有计划、合理的综合治疗，并重视制订个体化治疗方案。

全面分期手术后需根据手术病理分期、有无高危因素、浸润肌层深度和组织学分级等制订后续辅助治疗方案。对于不全手术分期或术后意外发现子宫内膜癌的患者，则应根据高危因素结合影像学检查决定是否进行补充治疗或需再次行分期手术，术后辅助治疗方案选择与完全手术分期后相同。

特殊病理类型的子宫内膜癌（浆液性癌、透明细胞癌、未分化 / 去分化癌、癌肉瘤）治疗遵循卵巢癌的手术原则和方式。早期行全面分期手术，如为晚期，则行肿瘤细胞减灭术，根据术后病理明确手术病理分期及辅助治疗方案，如系统治疗、放疗等。初始手术无法满意切除者，可先期化疗 ± 放疗后再次评估是否可以手术治疗。

复发子宫内膜癌要结合复发病灶位置、大小、分布情况、与周围器官关系、既往接受治疗情况，特别是是否接受过放疗等进行综合评价，选择合适的综合治疗方案，多需要多学科的协作，也应鼓励患者参加临床试验。

6 子宫内膜癌手术治疗

6.1 初次手术原则

临床分期	分层	Ⅰ级推荐	Ⅱ级推荐	Ⅲ级推荐
ⅠA 期	要求保留卵巢 b[2]	筋膜外全子宫切除 + 双侧输卵管切除 + 盆腔 ± 腹主动脉旁淋巴结切除术 a, c, d, e	筋膜外全子宫切除 + 双侧输卵管切除 + 前哨淋巴结显影技术 a, e[3]	
	不保留卵巢	筋膜外全子宫切除 + 双侧卵巢及输卵管切除 + 盆腔 ± 腹主动脉旁淋巴结切除术 a, c, d, e	筋膜外全子宫切除 + 双侧卵巢及输卵管切除 + 前哨淋巴结显影技术 a, e	
ⅠB 期		筋膜外全子宫切除 + 双侧卵巢及输卵管切除 + 盆腔及腹主动脉旁淋巴结切除术 a, c, d, e	筋膜外全子宫切除 + 双侧卵巢及输卵管切除 + 前哨淋巴结显影技术 a, e	

初次手术原则（续）

临床分期	分层	Ⅰ级推荐	Ⅱ级推荐	Ⅲ级推荐
Ⅱ期		筋膜外全子宫切除 + 双侧卵巢及输卵管切除 + 盆腔及腹主动脉旁淋巴结切除术 a, c, d, e 或广泛子宫切除 + 双侧卵巢及输卵管切除 + 盆腔及腹主动脉旁淋巴结切除术 a, c, d, e		
Ⅲ、Ⅳ[10]期	可耐受手术且可能满意减瘤	行全子宫 + 双附件切除 + 手术分期 / 减瘤术 f, g （2A 类）		
	无法耐受手术或无法满意减瘤	无法耐受手术者行系统性治疗 ± 放疗（2A 类）	评估初次手术达不到理想减瘤者，行新辅助治疗后评估是否可行手术	

【注释】

a 筋膜外全子宫：子宫在有腹膜覆盖的部位，包括子宫峡部和宫颈的前后都有较清楚的筋膜，而在其两侧由于有子宫血管的走行和主骶韧带的附着与筋膜交错，切除的界限为介于子宫主要血管和主骶韧带与宫颈之间的间隙。因此，在切断子宫动静脉和主骶韧带时就要掌握切割的深度和层次，过于靠近宫颈就会因为保留部分宫颈组织而达不到手术的要求，而过于远离宫颈又容易损伤输尿管（"输尿管膝部"）。应在子宫峡部分别充分游离左侧和右侧子宫血管周围的结缔组织，尽可能裸化子宫血管再切断，充分切除完整的子宫峡部和宫颈部，达到筋膜外的效果。建议术前评估卵巢功能。

b 低危患者可保留卵巢，要求同时满足以下条件：肿瘤侵犯肌层<1/2，肿瘤直径<2cm，和组织分化程度为 G_1、G_2，卵巢外观正常，无卵巢癌及乳腺癌家族史，无 *BRCA1/2* 胚系突变及 Lynch 综合征，年龄小于 45 岁[1-2, 9, 12-14]。

c 盆腔淋巴结切除包括髂总、髂外、髂内及闭孔区域淋巴结。

d 腹主动脉旁淋巴结切除范围至肠系膜下动脉水平或至肾静脉水平。

e 可采用微创手术[4, 6-8, 11]，但需严格遵循无瘤原则，避免肿瘤扩散。

f 推荐采用剖腹手术[5]，推荐采用纵切口完成手术。

g 全子宫切除 + 双侧附件切除 ± 盆腹腔转移病灶切除 ± 大网膜组织切除。

参考文献

[1] FUJIWARA S, NISHIE R, UEDA S, et al. Prognostic significance of peritoneal cytology in low-risk endometrial cancer: Comparison of laparoscopic surgery and laparotomy. Int J Clin Oncol, 2021, 26 (4): 777-783.

[2] LEE TS, LEE JY, KIM JW, et al. Outcomes of ovarian preservation in a cohort of premenopausal women with early-stage endometrial cancer: A Korean Gynecologic Oncology Group study. Gynecol Oncol, 2013, 131 (2): 289-293.

[3] HOLLOWAY RW, ABU-RUSTUM NR, BACKES FJ, et al. Sentinel lymph node mapping and staging in endometrial cancer: A Society of Gynecologic Oncology literature review with consensus recommendations. Gynecol Oncol, 2017, 146 (2): 405-415.

[4] ÅKESSON Å, WOLMESJÖ N, ADOK C, et al. Lymphadenectomy, obesity and open surgery are associated with surgical complications in endometrial cancer. Eur J Surg Oncol, 2021, 47 (11): 2907-2914.

[5] KIM SI, PARK DC, LEE SJ, et al. Minimally invasive surgery for patients with advanced stage endometrial cancer. Int J Med Sci, 2021, 18 (5): 1153-1158.

[6] GALAAL K, BRYANT A, FISHER AD, et al. Laparoscopy versus laparotomy for the management of early stage endometrial cancer. Cochrane Database Syst Rev, 2012 (9): CD006655.

[7] SCALICI J, LAUGHLIN BB, FINAN MA, et al. The trend towards minimally invasive surgery (MIS) for endometrial cancer: An ACS-NSQIP evaluation of surgical outcomes. Gynecol Oncol, 2015, 136 (3): 512-515.

[8] FADER AN, WEISE RM, SINNO AK, et al. Utilization of minimally invasive surgery in endometrial cancer care: A quality and cost disparity. Obstet Gynecol, 2016, 127 (1): 91-100.

[9] MANNSCHRECK D, MATSUNO RK, MORIARTY JP, et al. Disparities in surgical care among women with

子宫内膜癌手术治疗

endometrial cancer. Obstet Gynecol, 2016, 128 (3): 526-534.

[10] LANDRUM LM, MOORE KN, MYERS TK, et al. Stage IVB endometrial cancer: Does applying an ovarian cancer treatment paradigm result in similar outcomes?: A case-control analysis. Gynecol Oncol, 2009, 112 (2): 337-341.

[11] SIEGEL RL, MILLER KD, JEMAL A. Cancer statistics, 2019. CA Cancer J Clin, 2019, 69 (1): 7-34.

[12] CRISPENS MA. Endometrial and ovarian cancer in lynch syndrome. Clin Colon Rectal Surg, 2012, 25 (2): 97-102.

[13] National Comprehensive Cancer Network. The NCCN clinical practice guidelines in oncology for uterine neoplasms Version 2. 2023 (2023-04-28) [2023-07-17]. https://www. nccn. org/professionals/physician_gls/pdf/uterine. pdf.

[14] MOUKARZEL LA, FERRANDO L, DA CRUZ PAULA A, et al. The genetic landscape of metaplastic breast cancers and uterine carcinosarcomas. Mol Oncol, 2021, 15 (4): 1024-1039.

子宫内膜癌手术治疗

6.2 未全面分期手术或手术不充分后的处理

临床分期	分层	I 级推荐	II 级推荐	III 级推荐
IA 期	G_{1-2}、LVSI（−）且年龄<60 岁	观察		
	G_3、LVSI（−）、无肌层浸润且年龄<60 岁	观察		
	G_3、LVSI（−）且年龄≥60 岁	阴道近距离放疗		
	G_{1-3}，LVSI（+）	补充全面分期手术 + 辅助治疗	直接辅助治疗 [a, b]	
IB 期	G_{1-2}、LVSI（−）且年龄≥60 岁	阴道近距离放疗		
	G_{1-2} 且 LVSI（+）或 G_3	补充全面分期手术 + 辅助治疗	直接辅助治疗 [a, b]	
II 期		补充全面分期手术 + 辅助治疗	直接辅助治疗 [a, b]	
至少为 III A 期	无残存肿瘤	直接辅助治疗 [b]		
	有残存肿瘤	补充减瘤手术 + 辅助治疗	评估初次手术达不到理想减瘤者，行全身新辅助治疗后评估是否可行手术	

【注释】

a 经充分影像学评估未见明显肿瘤残存时，可考虑选择不再行补充分期手术[1]。

b 辅助治疗选择参见子宫内膜癌术后辅助治疗部分[2-9]。

参考文献

[1] EDGE SB, BYRD DR, COMPTON CC. AJCC Cancer staging manual. 7th ed. New York: Springer, 2010.

[2] HOMESLEY HD, FILIACI V, GIBBONS SK, et al. A randomized phase Ⅲ trial in advanced endometrial carcinoma of surgery and volume directed radiation followed by cisplatin and doxorubicin with or without paclitaxel: A Gynecologic Oncology Group study. Gynecol Oncol, 2009, 112 (3): 543-552.

[3] SECORD AA, HAVRILESKY LJ, O'MALLEY DM, et al. A multicenter evaluation of sequential multimodality therapy and clinical outcome for the treatment of advanced endometrial cancer. Gynecol Oncol, 2009, 114 (3): 442-447.

[4] HOGBERG T. Adjuvant chemotherapy in endometrial carcinoma: Overview of randomised trials. Clin Oncol (R Coll Radiol), 2008, 20 (6): 463-469.

[5] SECORD AA, GELLER MA, BROADWATER G, et al. A multicenter evaluation of adjuvant therapy in women with optimally resected stage Ⅲ C endometrial cancer. Gynecol Oncol, 2013, 128 (1): 65-70.

[6] BLAKE P, SWART AM, ORTON J, et al. Adjuvant external beam radiotherapy in the treatment of endometrial cancer (MRC ASTEC and NCIC CTG EN. 5 randomised trials): Pooled trial results, systematic review, and meta-analysis. Lancet, 2009, 373 (9658): 137-146.

[7] KEYS HM, ROBERTS JA, BRUNETTO VL, et al. A phase Ⅲ trial of surgery with or without adjunctive external pel-

vic radiation therapy in intermediate risk endometrial adenocarcinoma: A Gynecologic Oncology Group study. Gynecol Oncol, 2004, 92 (3): 744-751.

[8] The NCCN clinical practice guidelines in oncology for uterine neoplasms Version 1 2022 [2023-07-17]. https://www. nccn. org.

[9] COLOMBO N, CREUTZBERG C, QUERLEU D, et al. Appendix 5: Endometrial cancer: eUpdate published online 8 June 2017 (www. esmo. org/Guidelines/Gynaecological-Cancers). Ann Oncol, 2017, 28 (suppl_4): IV 153- IV 156.

子宫内膜癌手术治疗

7 子宫内膜癌术后辅助治疗

7.1 子宫内膜样腺癌完全手术分期后的辅助治疗

分期	分层	I级推荐	II级推荐	III级推荐
IA期	G_{1-2}，无危险因素 [a]	观察 [b]		
	G_{1-2}，伴有危险因素	观察 [b]	阴道近距离放疗 [c]	
	G_3	阴道近距离放疗 [d]	盆腔体外放疗 [e]	观察 [d]
IB期	G_{1-2}，无危险因素	阴道近距离放疗 [f]		观察 [f]
	G_{1-2}，有危险因素	阴道近距离放疗 [f]	盆腔体外放疗 [f]	
	G_3	盆腔体外放疗 [g]		盆腔体外放疗 + 系统治疗 [g, h]
II期	无	盆腔体外放疗 [i] ± 阴道近距离放疗	阴道近距离放疗 [i]	盆腔体外放疗 + 系统治疗 [h, i]
III期	无	系统治疗 ± 体外放疗 ± 阴道近距离放疗 [j]	系统治疗	
IV期	无	系统治疗	系统治疗 ± 体外放疗 ± 阴道近距离放疗 [k]	

7.2 基于分子分型的子宫内膜癌术后辅助治疗 [1]

子宫内膜癌的分子分型有助于预测患者预后和复发风险，其中 *POLE* 超突变型预后很好，I 期和 II 期 *POLE* 超突变患者术后可考虑随访观察，但还有待前瞻性研究证实 [h]。高度微卫星不稳定型预后中等，对免疫检查点抑制剂的治疗比较敏感，但目前仅限于晚期和复发患者使用的证据。高拷贝型预后最差，可能需要系统性治疗。

目前针对不同分子分型来指导术后辅助治疗尚缺乏一致意见，尚有待更多的前瞻性研究验证。推荐有条件的中心对子宫内膜癌患者进行分子分型，结合子宫内膜癌临床病理特征，作为术后辅助治疗方案选择的参考。

7.3　子宫内膜癌术后辅助系统治疗方案

治疗类型	I 级推荐	II 级推荐	III 级推荐
子宫内膜样癌 [m]	紫杉醇 + 卡铂 [n]	紫杉醇 + 卡铂 + 帕博利珠单抗（III~IV期，癌肉瘤除外）[p]	顺铂同步放疗，序贯紫杉醇 / 卡铂 [o]

【注释】

a　危险因素：淋巴脉管浸润（LVSI），年龄 ≥ 60 岁 [1-4]。

b　对组织分化良好（G_{1-2}）的 I A 期患者首选的术后治疗策略是观察 [2-3, 5-7]。

c　对组织分化良好（G_{1-2}）的 I A 期患者，LVSI 阳性和 / 或患者年龄 ≥ 60 岁，建议阴道近距离治疗 [2-4]。术后辅助阴道近距离治疗，待阴道残端愈合后应尽快开始，一般于术后 6~8 周后，不迟于 12 周。具体参照子宫内膜癌术后辅助放疗原则。

d　I A 期组织分化差（G_3），术后首选阴道近距离治疗，如无肌层侵犯且无其他危险因素，可考虑观察 [6-7]。

e　I A 期组织分化差（G_3），年龄 ≥ 70 岁或 LVSI 阳性，特别是没有进行淋巴结手术分期的情况下，考虑盆腔体外放疗 [8-9]。

f　I B 期组织分化良好（G_{1-2}）首选的术后治疗策略是阴道近距离治疗 [6-7]，无危险因素（年龄、LVSI、肿瘤体积、下段子宫受累等）可考虑观察，伴有危险因素（广泛 LVSI，年龄 ≥ 60 岁）可以考虑盆腔体外放疗[1, 8-10]。

g ⅠB 期组织分化差（G_3）术后首选盆腔体外放疗，伴高危组织类型（浆液性癌、透明细胞癌、癌肉瘤、混合组织学癌、去分化癌或未分化癌），或以下至少 1 项因素：年龄>60 岁、广泛 LVSI，考虑盆腔体外放疗 + 系统化疗[1-2, 9, 11-21]。

h *POLE* 突变型和错配修复缺陷型的子宫内膜癌患者，不推荐化疗[22-23]。

i Ⅱ期术后首选盆腔体外放疗，G_{1-2}、≤50% 肌层侵犯、无 LVSI、仅镜下提示宫颈侵犯的患者，可考虑单纯阴道近距离治疗，还可考虑联合化疗[20-21, 24-25]。

j Ⅲ期子宫内膜癌首选治疗为化疗，评估局部复发风险选择性考虑体外放疗（子宫内膜样腺癌，G3）[25-27]。体外放疗包括盆腔区域和/或腹主动脉区域，具体参照子宫内膜癌术后辅助放疗原则。

k 适用于减瘤术后无或仅有微小残留者。

l 推荐分子分型，用于风险分层，明确与预后的关系[28-29]。欧洲妇科肿瘤学会（ESGO）、欧洲放射肿瘤学会（ESTRO）和欧洲病理学会（ESP）联合发布指南对子宫内膜癌基于分子分型给予辅助治疗建议[30]。但是目前，国内关于分子分型的检测和临床应用还处于起步阶段，检测方法有待规范，对预后预测或辅助治疗选择的临床价值也需进一步讨论。

m 系统化疗主要适用于病变局限于子宫的高危组织病理类型、晚期（FIGO 分期为Ⅲ~Ⅳ期）或复发转移的患者[31]。癌肉瘤按照高级别癌类型治疗。

n 对于病灶局限于子宫的高危病理类型患者首选方案是卡铂 + 紫杉醇，该方案对于癌肉瘤为 1 类证据[31-33]。

o 对于病灶超出子宫的高危子宫内膜癌患者可选择化疗同步放疗后序贯联合化疗方案（2A 类证据）[34-36]。

p 对于子宫内膜癌Ⅲ~Ⅳa期有可测量病灶或Ⅳb期患者[37]。

［附1］常用的子宫内膜癌系统化疗方案

［紫杉醇/卡铂静脉3周化疗方案］

紫杉醇 175mg/m² ，静脉滴注，至少 3h

卡铂 AUC 5~6，静脉滴注，至少 1h

每 3 周重复

［同步放化疗方案］放疗在手术后 4~6 周内开始，但不迟于 8 周

同步化疗方案：顺铂 50mg/m² ，在放疗第 1 周和第 4 周。

放疗后化疗方案：紫杉醇 175mg/m²+ 卡铂 AUC 5，在放疗结束 3 周内开始，每 3 周重复，连续 4 周期。

［附2］子宫内膜癌术后辅助放射治疗原则

（1）阴道近距离放疗

术后辅助阴道近距离放疗待阴道残端愈合后尽快开始，一般于术后 6~8 周后，不迟于 12 周。

放疗靶区一般为阴道上段，对于广泛脉管侵犯、切缘阳性，阴道放疗范围可酌情延长。根据放疗靶区选择施源器。

单纯阴道近距离放疗常用放疗剂量 7Gy×3F 或 5.5Gy×4F（参考点：阴道黏膜下 0.5cm），6Gy×5F（参考点：阴道黏膜表面）。

如术后病理学检查显示阴道切缘阳性或肿瘤近阴道切缘，阴道近距离放疗将作为盆腔体外放疗的补充推量，（4~6）Gy×（2~3）F（参考点：阴道黏膜下0.5cm）。

（2）体外放疗

术后辅助体外放疗包括盆腔区域和/或腹主动脉区域。

盆腔体外放疗靶区应包括髂总淋巴、髂外淋巴结、髂内淋巴结、闭孔淋巴结、宫旁组织、上段阴道，宫颈受侵时包括骶前淋巴结。

如术后病理学或影像学检查结果显示髂总或腹主动脉旁区域淋巴结阳性，延伸照射野应包括盆腔区、整个髂总和腹主动脉淋巴结区。延伸野的上界取决于临床情况，但至少应到达肾静脉水平。

应用三维精确放疗技术，如调强放疗（Intensity modulated radiation therapy，IMRT）或三维适形放疗（3D-CRT），应考虑肠管和膀胱充盈的影响，临床靶体积（clinical target volume，CTV）应完全覆盖器官运动和变形范围的内靶区（internal target volume，ITV）。建议有条件时采用图像引导。

放疗剂量（45~50.4）Gy/（25~28）次，单次剂量1.8~2.0Gy。

对于不可切除的肿瘤，如果技术上可行，在周围正常组织可以耐受的前提下，放疗剂量可以局部加量至60~65Gy。

参考文献

［1］CREUTZBERG CL, VAN STIPHOUT RG, NOUT RA, et al. Nomograms for prediction of outcome with or without adjuvant radiation therapy for patients with endometrial cancer: A pooled analysis of PORTEC-1 and PORTEC-2 trials. Int J Radiat Oncol Biol Phys, 2015, 91 (3): 530-539.

［2］CREUTZBERG CL, NOUT RA. The role of radiotherapy in endometrial cancer: Current evidence and trends. Curr Oncol Rep, 2011, 13 (6): 472-478.

［3］KLOPP A, SMITH BD, ALEKTIAR K, et al. The role of postoperative radiation therapy for endometrial cancer: Executive summary of an American Society for Radiation Oncology evidence-based guideline. PractRadiat Oncol, 2014, 4 (3): 137-144.

［4］MEYER LA, BOHLKE K, POWELL MA, et al. Postoperative radiation therapy for endometrial cancer: American Society of Clinical Oncology Clinical Practice Guideline Endorsement of the American Society for radiation oncology evidence-based guideline. J Clin Oncol, 2015, 33 (26): 2908-2913.

［5］HÖCKEL M, DORNHÖFER N. Treatment of early endometrial carcinoma: Is less more?. Lancet, 2009, 373 (9658): 97-99.

［6］CREUTZBERG CL, NOUT RA, LYBEERT ML, et al. Fifteen-year radiotherapy outcomes of the randomized PORTEC-1 trial for endometrial carcinoma. Int J Radiat Oncol Biol Phys, 2011, 81 (4): e631-e638.

［7］ALEKTIAR KM, VENKATRAMAN E, CHI DS, et al. Intravaginal brachytherapy alone for intermediate-risk endometrial cancer. Int J Radiat Oncol Biol Phys, 2005, 62 (1): 111-117.

［8］CREUTZBERG CL, VAN PUTTEN WL, KOPER PC, et al. Surgery and postoperative radiotherapy versus surgery alone for patients with stage-1 endometrial carcinoma: Multicentre randomised trial. PORTEC Study Group. Post Operative Radiation Therapy in Endometrial Carcinoma. Lancet, 2000, 355 (9213): 1404-1411.

［9］CREUTZBERG CL, VAN PUTTEN WL, WÁRLÁM-RODENHUIS CC, et al. Outcome of high-risk stage Ⅰ C, grade 3, compared with stage Ⅰ endometrial carcinoma patients: The Postoperative Radiation Therapy in Endometrial Carcinoma Trial. J Clin Oncol, 2004, 22 (7): 1234-1241.

［10］BLAKE P, SWART AM, ORTON J, et al. Adjuvant external beam radiotherapy in the treatment of endometrial cancer (MRC ASTEC and NCIC CTG EN. 5 randomised trials): Pooled trial results, systematic review, and meta-analysis. Lancet, 2009, 373 (9658): 137-146.

[11] CHINO JP, JONES E, BERCHUCK A, et al. The influence of radiation modality and lymph node dissection on survival in early-stage endometrial cancer. Int J Radiat Oncol Biol Phys, 2012, 82 (5): 1872-1879.

[12] LEE CM, SZABO A, SHRIEVE DC, et al. Frequency and effect of adjuvant radiation therapy among women with stage I endometrial adenocarcinoma. JAMA, 2006, 295 (4): 389-397.

[13] ONSRUD M, CVANCAROVA M, HELLEBUST TP, et al. Long-term outcomes after pelvic radiation for early-stage endometrial cancer. J Clin Oncol, 2013, 31 (31): 3951-3956.

[14] JOHNSON N, CORNES P. Survival and recurrent disease after postoperative radiotherapy for early endometrial cancer: Systematic review and meta-analysis. BJOG, 2007, 114 (11): 1313-1320.

[15] KONG A, JOHNSON N, CORNES P, et al. Adjuvant radiotherapy for stage I endometrial cancer. Cochrane Database Syst Rev, 2007 (2): CD003916.

[16] KONG A, JOHNSON N, KITCHENER HC, et al. Adjuvant radiotherapy for stage I endometrial cancer: An updated Cochrane systematic review and meta-analysis. J Natl Cancer Inst, 2012, 104 (21): 1625-1634.

[17] EIFEL PJ. The role of adjuvant radiation therapy for stage I endometrial cancer: Does meta-analysis reveal the answer?. J Natl Cancer Inst, 2012, 104 (21): 1615-1616.

[18] PARK HJ, NAM EJ, KIM S, et al. The benefit of adjuvant chemotherapy combined with postoperative radiotherapy for endometrial cancer: A meta-analysis. Eur J Obstet Gynecol Reprod Biol, 2013, 170 (1): 39-44.

[19] KEYS HM, ROBERTS JA, BRUNETTO VL, et al. A phase III trial of surgery with or without adjunctive external pelvic radiation therapy in intermediate risk endometrial adenocarcinoma: A Gynecologic Oncology Group study. Gynecol Oncol, 2004, 92 (3): 744-751.

[20] HOGBERG T, SIGNORELLI M, DE OLIVEIRA CF, et al. Sequential adjuvant chemotherapy and radiotherapy in

endometrial cancer: Results from two randomised studies. Eur J Cancer, 2010, 46 (13): 2422-2431.

［21］ JOHNSON N, BRYANT A, MILES T, et al. Adjuvant chemotherapy for endometrial cancer after hysterectomy. Cochrane Database Syst Rev, 2011, 2011 (10): CD003175.

［22］ WINTERHOFF B, THOMAIER L, MULLANY S, et al. Molecular characterization of endometrial cancer and therapeutic implications. Curr Opin Obstet Gynecol, 2020, 32 (1): 76-83.

［23］ GENESTIE C, LEARY A, DEVOUASSOUX M, et al. Histological and molecular classification of endometrial carcinoma and therapeutical implications. Bull Cancer, 2017, 104 (12): 1001-1012.

［24］ ELSHAIKH MA, AL-WAHAB Z, MAHDI H, et al. Recurrence patterns and survival endpoints in women with stage Ⅱ uterine endometrioid carcinoma: A multi-institution study. Gynecol Oncol, 2015, 136 (2): 235-239.

［25］ REN Y, HUANG X, SHAN B, et al. Adjuvant concurrent chemoradiation followed by chemotherapy for high-risk endometrial cancer. Gynecol Oncol, 2016, 140 (1): 58-63.

［26］ BROWN AP, GAFFNEY DK, DODSON MK, et al. Survival analysis of endometrial cancer patients with positive lymph nodes. Int J Gynecol Cancer, 2013, 23 (5): 861-868.

［27］ LUM MM, BELNAP TW, FRANDSEN J, et al. Survival analysis of cancer patients with FIGO stage ⅢA endometrial cancer. Am J Clin Oncol, 2015, 38 (3): 283-288.

［28］ CONCIN N, CREUTZBERG CL, VERGOTE I, et al. ESGO/ESTRO/ESP Guidelines for the management of patients with endometrial carcinoma. Virchows Arch, 2021, 478 (2): 153-190.

［29］ KANDOTH C, SCHULTZ N, CHERNIACK AD, et al. Integrated genomic characterization of endometrial carcinoma. Nature, 2013, 497 (7447): 67-73.

［30］ CONCIN N, MATIAS-GUIU X, IGNACE VERGOTE I, et al. ESGO/ESTRO/ESP guidelines for the management of patients with endometrial carcinoma. Int J Gynecol Cancer, 2021, 31 (1): 12-39.

［31］ NOMURA H, AOKI D, MICHIMAE H, et al. Effect of taxane plus platinum regimens vs doxorubicin plus cisplatin as adjuvant chemotherapy for endometrial cancer at a high risk of progression: A randomized clinical trial. JAMA Oncol, 2019, 5 (6): 833-840.

[32] FADER AN, ROQUE DM, SIEGEL E, et al. Randomized phase II trial of carboplatin-paclitaxel versus carboplatin-paclitaxel-trastuzumab in uterine serous carcinomas that overexpress human epidermal growth factor receptor 2/neu. J Clin Oncol, 2018, 36 (20): 2044-2051.

[33] HOMESLEY HD, FILIACI V, MARKMAN M, et al. Phase III trial of ifosfamide with or without paclitaxel in advanced uterine carcinosarcoma: A Gynecologic Oncology Group Study. J Clin Oncol, 2007, 25 (5): 526-531.

[34] DE BOER SM, POWELL ME, MILESHKIN L, et al. Toxicity and quality of life after adjuvant chemoradiotherapy versus radiotherapy alone for women with high-risk endometrial cancer (PORTEC-3): An open-label, multicentre, randomised, phase 3 trial. Lancet Oncol, 2016, 17 (8): 1114-1126.

[35] GREVEN K, WINTER K, UNDERHILL K, et al. Final analysis of RTOG 9708: Adjuvant postoperative irradiation combined with cisplatin/paclitaxel chemotherapy following surgery for patients with high-risk endometrial cancer. Gynecol Oncol, 2006, 103 (1): 155-159.

[36] MATEI D, FILIACI V, RANDALL ME, et al. Adjuvant chemotherapy plus radiation for locally advanced endometrial cancer. N Engl J Med, 2019, 380 (24): 2317-2326.

[37] ESKANDER RN, SILL MW, BEFFA L, et al. Pembrolizumab plus chemotherapy in advanced endometrial cancer. N Engl J Med, 2023, 388 (23): 2159-2170.

8　子宫内膜癌患者保留生育功能的治疗

8.1　子宫内膜癌保留生育功能的多学科（MDT）诊疗模式 [a]

	Ⅰ级推荐	Ⅱ级推荐	Ⅲ级推荐
MDT 学科组成 [b]	妇科肿瘤 生殖内分泌 妇科肿瘤病理 放射诊断	超声诊断 内分泌科	健康医学 心理医学 遗传咨询
MDT 讨论内容 [c, d]	适应证 治疗方案 生殖评估	合并症的处理 复发患者处理 生育后管理	指南外方案尝试或推荐进入临床试验

【注释】

a 子宫内膜癌保留生育功能的治疗应在至少有妇科肿瘤、分子病理及影像诊断等专业的较强综合实力的妇产科专科医院、综合医院或肿瘤专科医院开展。

b 子宫内膜癌保留生育功能的治疗理应由多学科团队（multidisciplinary team, MDT）合作进行评估、诊疗和管理。

c MDT 诊疗的目的及内容包括但不限于：疾病程度的评估、适应证判断、治疗方案的确定、疗效评估、生殖助孕、生育后管理及长期随访等，还包括合并症处理、健康宣教、遗传咨询等全身心和全生命周期的监测和管理。

d 特殊病例及指南适应证未涵盖者，如特殊分子分型、治疗后复发、传统孕激素治疗失败、合并重度肥胖等合并症、双原发癌等，更应该纳入 MDT 诊疗，必要时可转上级医院或开展跨医院跨地区的 MDT 诊疗。

8.2 子宫内膜癌保留生育功能的适应证

（1）年龄 ≤ 40 岁。

（2）有强烈的生育要求，无妊娠禁忌证。

（3）组织学类型为子宫内膜样腺癌[a]。

（4）组织分化类型为高分化。

（5）病变局限于子宫内膜，无子宫肌层浸润，无子宫外扩散，无淋巴结受累。

（6）无治疗药物相关禁忌（适用于孕激素治疗者）。

（7）患者经充分知情能顺应治疗[b]和随诊[c]。

【注释】

a 推荐有条件的单位开展分子病理检测，根据分子分型结果个体化指导子宫内膜癌患者保留生育功能的治疗。

b 符合保留生育功能治疗的子宫内膜癌患者在接受治疗前需签署书面知情同意书，内容包括但不限于治疗的目的、方法、流程、治疗获益、不良反应及治疗风险等。

c 子宫内膜癌的标准治疗是切除子宫，保留生育功能治疗过程中及治疗后都需要长期严密随诊，治疗无效或复发均需及时进行标准治疗。

子宫内膜癌患者保留生育功能的治疗

8.3 子宫内膜癌患者保留生育功能治疗前评估

内容	I 级推荐	II 级推荐	III 级推荐
病史	月经婚育史 [a] 肿瘤家族史采集 [c]	既往治疗及反应 合并症 [b]	既往其他疾病、手术、创伤史
查体及全身状况 [d] 一般查体 专科查体 脏器功能	身高、体重、BMI 盆腔检查 血常规、肝肾功能	体脂等身体成分 三合诊 血脂、血糖	PCOS 体征 浅表淋巴结触诊 胸部 X 线检查、心电图 TED 相关
肿瘤标志物		血清 CA125	
病理复核 [e]	组织病理诊断 免疫组织化学 [f]	分子病理 [g]	基因检测
疾病程度评估 [h]	盆腔 MRI	盆腔超声 增强 CT	PET/CT 腹腔镜探查
MDT 诊疗	生殖评估	肿瘤遗传性评估	

【注释】

a 详细的月经婚育史，应包括初潮年龄、月经异常的时间、经量、周期等。

b 合并症采集，如 PCOS、子宫内膜异位症、不孕、糖尿病、高脂血症等。

c 肿瘤家族史的采集，尤其是卵巢癌、乳腺癌、结直肠癌等。

d 全身状况评估应包括但不限于身高、体重；实验室检查包括全血细胞计数、血生化、出凝血功能；心电图；胸部 X 线（胸片或 CT）检查除外肺部转移、胸腔积液、肺结核、肺癌；肥胖等有血栓栓塞疾病高危因素者可选择下肢血管及髂血管彩超等方法进行筛查。

e 组织病理复核：由资深妇科肿瘤病理医师进行审核，病理报告应包括组织学类型为子宫内膜样腺癌、分化程度为高分化。

f 应常规做免疫组织化学染色，了解 ER、PR、P53、MMR 等表达情况。

g 建议有条件单位开展分子分型检测，必要时个别病例进行基因检测和遗传咨询。

h 疾病程度评估：推荐通过增强盆腔磁共振扫描（MRI）除外子宫肌层的浸润，有 MRI 检查禁忌者行经阴道超声检查；必要时行 PET/CT 筛查远处转移；必要时腹腔镜检查加活检明确有无卵巢占位，以及除外腹膜后淋巴结受累。

8.4 子宫内膜癌保留生育功能治疗方案

治疗	Ⅰ级推荐	Ⅱ级推荐	Ⅲ级推荐
口服高效孕激素[1-4, 6-7, 11, 13-14]	甲羟孕酮片持续口服 250~500mg/d 或甲地孕酮片持续口服 160~320mg/d		
基于 GnRH-a 的非口服孕激素方案 a[5-6, 8-10, 12]		GnRH-a[b] 联合左炔诺酮宫内释放系统 [b] 或 GnRH-a[b] 联合来曲唑 [b]	二甲双胍
全身治疗 c	健康生活方式	体重管理 控制血糖	

【注释】

a 非口服高效孕激素保守治疗子宫内膜癌往往用于不适合孕激素治疗的患者，如肥胖症、肝功能异常、高凝血栓倾向等，或孕激素治疗失败、孕激素治疗后复发的患者。

b 非口服孕激素保守治疗多采用联合方案，推荐方案：①促性腺激素激动剂 GnRH-a，皮下注射，每月一次；同时放置左炔诺酮宫内释放系统（LNG-IUS）；②促性腺激素释放激素激动剂 GnRH-a，皮下注射，每月一次；同时口服芳香化酶抑制剂如来曲唑 2.5~5mg/d；③ LNG-IUS、二甲双胍可联合口服高效孕激素或联合 GnRH-a 方案。

c 全身治疗包括合并症的治疗及健康综合管理，对提高治疗反应率、减少心脑血管远期并发症、改善生存具有重要意义。内容包括但不限于：①健康宣教，提高防病治病意识；②减重降脂，推荐专科医师指导下进行饮食控制和运动指导；③积极诊断和治疗糖尿病、高脂血症、胰岛素抵抗等基础疾病。

8.5 治疗期间不良反应监测和疗效评估

（1）不良反应监测

1）监测内容及随访间隔：指导患者观察症状、监测体重，每月随诊进行体重测量、肝肾功能测定和经阴道超声检查测量内膜厚度，观察卵巢、盆腔等子宫外情况。

2）可能出现的不良反应：①体重增加；②不规则阴道出血；③肝功能异常；④食欲减退、恶心呕吐；⑤皮疹；⑥血栓栓塞性疾病；⑦绝经期综合征（使用 GnRH-a 者）；⑧乳房胀痛。

3）不良反应的处理：出现严重不良反应需停药观察，经治疗不良反应得到纠正后，仍符合保留生育者可考虑更改治疗方案。

（2）疗效评估

1）评估间隔及内容：连续药物治疗 3~4 个月为一个疗程，常规行盆腔的经阴道彩色多普勒超声评估子宫大小、内膜厚度及有无肌层浸润情况，同时了解盆腹腔卵巢等其他脏器情况。治疗无效或可疑疾病进展，需重新行 MRI 检查进行全面评估。

2）疗效评估的方法：宫腔镜[15-16]检查下获取内膜组织，送组织病理检查。

3）疗效评估判定标准：①完全反应（complete response，CR），治疗后子宫内膜腺体完全萎缩，间质蜕膜样变，未见任何子宫内膜增生或癌变；②部分反应（partial response，PR），子宫内膜病变降低级别，或有残余内膜癌灶，伴腺体退化萎缩；③无反应/病情稳定（stable disease，SD），治疗后子宫内膜无变化，残余癌灶及内膜无退化和萎缩现象；④疾病进展（progress of disease，PD），子宫内膜癌患者出现明确肌层浸润或子宫外病变。

4）终止药物治疗的时机：①有确切证据证实子宫肌层浸润或子宫外病变，即疾病进展；②患者不再要求保留生育功能；③疗效评估已达完全缓解，转为维持治疗（每周期 12~14d 的周期性孕激素，或口服短效避孕药或放置左炔诺酮宫内释放系统）或助孕；④出现严重不良反应无法继续治疗；⑤持续治疗 6~12 个月，内膜病变无反应者。

8.6 内膜完全缓解后随诊、后续治疗及健康管理

（1）迫切要求生育者：积极鼓励受孕，建议转诊生殖中心专科医生，评估内膜、监测排卵，积极助孕。根据患者有无不孕病史、月经及内膜恢复情况、有无排卵等个体化安排监测、检查及治疗。

（2）暂无生育要求者：因未婚、离异或其他原因暂时无生育要求者也应密切随诊，观察月经情况，多数患者后续仍需基于孕激素的治疗以维持规律月经周期、防止复发（每周期 12~14d 的周期性孕激素，或口服短效避孕药，或放置左炔诺酮宫内释放系统）。有自然月经者，观察、测量基础体温。无自然月经或基础体温提示无排卵可采用的治疗方法：①口服孕激素 ≥ 12d/ 周期撤退出血；②口服短效避孕药每月定期撤退出血；③宫内置入左炔诺酮宫内释放系统（LNG-IUS）。

（3）已完成生育者：无再次生育要求，建议尽早择期手术切除子宫，可保留双侧卵巢，在完成切除子宫的手术前，应给予维持治疗避免复发。有再次生育要求者可在严密监测下按照（1）处理，尽早获得妊娠。

（4）肿瘤的随访和监测：每 3~6 个月定期随访，全身查体、观察月经情况、盆腔超声检查子宫内膜情况；如有异常阴道出血、超声提示内膜异常增厚或占位，应行宫腔镜了解宫腔情况并取内膜行组织病理检查。

（5）长期健康管理：对保留生育的年轻子宫内膜癌患者来说，无论是否生育、子宫是否切除，均应推荐进行长期健康管理，以达到控制体重、改善代谢异常、预防远期心脑血管并发症、促进全身健康的目的。对患者进行宣教并督促保持健康生活方式、科学饮食、规律运动，维持正常定期体检，规律随访并积极治疗糖尿病、高血压等基础疾病。

参考文献

[1] ACOSTA-TORRES S, MURDOCK T, MATSUNO R, et al. The addition of metformin to progestin therapy in the fertility-sparing treatment of women with atypical hyperplasia/endometrial intraepithelial neoplasia or endometrial cancer: Little impact on response and low live-birth rates. Gynecol Oncol, 2020, 157 (2): 348-356.

[2] CHEN J, CAO D, YANG J, et al. Management of recurrent endometrial cancer or atypical endometrial hyperplasia patients after primary fertility-sparing therapy. Front Oncol, 2021, 11: 738370.

[3] ERKANLI S, AYHAN A. Fertility-sparing therapy in young women with endometrial cancer: 2010 update. Int J Gynecol Cancer, 2010, 20 (7): 1170-1187.

[4] JANDA M, OBERMAIR A. Fertility-sparing management of early-stage endometrial cancer in reproductive age women: Current treatment outcomes and future directions. Int J Gynecol Cancer, 2021, 31 (12): 1506-1507.

[5] MINIG L, FRANCHI D, BOVERI S, et al. Progestin intrauterine device and GnRH analogue for uterus-sparing treatment of endometrial precancers and well-differentiated early endometrial carcinoma in young women. Ann Oncol, 2011, 22 (3): 643-649.

[6] WANG Y, YU M, YANG JX, et al. Prolonged conservative treatment in patients with recurrent endometrial cancer after primary fertility-sparing therapy: 15-year experience. Int J Clin Oncol, 2019, 24 (6): 712-720.

[7] YANG BY, GULINAZI Y, DU Y, et al. Metformin plus megestrol acetate compared with megestrol acetate alone as fertility-sparing treatment in patients with atypical endometrial hyperplasia and well-differentiated endometrial cancer: A randomised controlled trial. BJOG, 2020, 127 (7): 848-857.

[8] ZHANG Z, HUANG H, FENG F, et al. A pilot study of gonadotropin-releasing hormone agonist combined

子宫内膜癌患者保留生育功能的治疗

with aromatase inhibitor as fertility-sparing treatment in obese patients with endometrial cancer. J Gynecol Oncol, 2019, 30 (4): e61.

［9］ ZHOU H, CAO D, YANG J, et al. Gonadotropin-releasing hormone agonist combined with a levonorgestrel-releasing intrauterine system or letrozole for fertility-preserving treatment of endometrial carcinoma and complex atypical hyperplasia in young women. Int J Gynecol Cancer, 2017, 27 (6): 1178-1182.

［10］ 陈君宇, 曹冬焱, 周慧梅, 等. GnRH-a 联合治疗用于口服孕激素治疗失败的子宫内膜非典型增生及子宫内膜癌患者的探讨. 中华妇产科杂志, 2021, 56 (8): 561-568.

［11］ 陈思敬, 郑莹. 子宫内膜癌保留生育功能指南解析. 实用妇产科杂志, 2019, 35 (12): 905-909.

［12］ 曹冬焱. 非孕激素治疗在子宫内膜癌保留生育治疗中的作用及价值. 实用妇产科杂志, 2021, 37 (7): 481-483.

［13］ 曹冬焱, 俞梅, 杨佳欣, 等. 大剂量孕激素治疗早期子宫内膜癌及子宫内膜重度不典型增生患者的妊娠结局及相关因素分析. 中华妇产科杂志, 2013, 48 (7): 519-522.

［14］ 贺森, 王建六. 多学科协作在子宫内膜癌保留生育治疗中的重要意义. 实用妇产科杂志, 2021, 37 (7): 488-491.

［15］ 俞梅, 杨佳欣, 曹冬焱, 等. 早期子宫内膜癌保留生育功能复发的诊治. 山东医科大学学报, 2018, 56 (5): 23-29.

［16］ 张宏伟, 陈晓军. 宫腔镜下全面评估和病灶去除在子宫内膜癌保留生育治疗中的价值. 实用妇产科杂志, 2021, 37 (7): 486-488.

9 特殊类型子宫内膜癌治疗原则

9.1 手术治疗（浆液性癌、透明细胞癌、癌肉瘤）

病灶转移情况	Ⅰ级推荐	Ⅱ级推荐	Ⅲ级推荐
疾病局限于子宫	全面手术分期[a]+ 大网膜活检 / 切除		
可疑宫外疾病	全面手术分期 / 减瘤术[b]+ 大网膜活检 / 切除 不适合手术者，行综合治疗[c]后再次评估行手术 切除或放疗		

【注释】

a 分期术包括留取腹腔冲洗液、全子宫 + 双附件切除 + 系统性盆腔淋巴结（髂外、髂内、闭孔、髂总淋巴结）切除、肠系膜下和肾血管下方的腹主动脉旁淋巴结切除；对于Ⅱ期患者，只有在需要获得阴性切缘时才应进行广泛或次广泛子宫切除术[1]。技术上可行时，可选择微创手术，一定要注意无瘤原则[2-7]，术中应避免肿瘤组织进入腹腔。即使是疾病早期也可能有远处转移，因此不建议行保留生育功能的手术；对于初次手术未进行完全分期术的患者，如果分期术的结果可能影响到辅助治疗，则应考虑行再分期术。

b 切除盆腔或腹主动脉旁可疑或增大的淋巴结对于除外淋巴结转移很重要；术中发现盆腔淋巴结受累，则不需再行系统性盆腔淋巴结切除术，只需切除肿大或可疑肿瘤转移淋巴结以达到减瘤目的，但需进行系统性腹主动脉旁淋巴结切除术。

c 包括系统治疗 ± 盆腔体外放疗 ± 阴道近距离放疗。

参考文献

［1］ LIU T, TU H, LI Y, et al. Impact of radical hysterectomy versus simple hysterectomy on survival of patients with stage 2 endometrial cancer: A meta-analysis. Ann Surg Oncol, 2019, 26 (9): 2933-2942.

［2］ WALKER JL, PIEDMONTE MR, SPIRTOS NM, et al. Laparoscopy compared with laparotomy for comprehensive surgical staging of uterine cancer: Gynecologic Oncology Group Study LAP2. J Clin Oncol, 2009, 27 (32): 5331-5336.

［3］ KORNBLITH AB, HUANG HQ, WALKER JL, et al. Quality of life of patients with endometrial cancer undergoing laparoscopic international federation of gynecology and obstetrics staging compared with laparotomy: A Gynecologic Oncology Group study. J Clin Oncol, 2009, 27 (32): 5337-5342.

［4］ GALAAL K, BRYANT A, FISHER AD, et al. Laparoscopy versus laparotomy for the management of early stage endometrial cancer. Cochrane Database Syst Rev, 2012 (9): CD006655.

［5］ SCALICI J, LAUGHLIN BB, FINAN M A, et al. The trend towards minimally invasive surgery (MIS) for endometrial cancer: An ACS-NSQIP evaluation of surgical outcomes. Gynecol Oncol, 2015, 136 (3): 512-515.

［6］ FADER AN, WEISE RM, SINNO AK, et al. Utilization of minimally invasive surgery in endometrial cancer care: A quality and cost disparity. Obstet Gynecol, 2016, 127 (1): 91-100.

［7］ MANNSCHRECK D, MATSUNO RK, MORIARTY JP, et al. Disparities in surgical care among women with endometrial cancer. Obstet Gynecol, 2016, 128 (3): 526-534.

9.2 术后辅助治疗（浆液性癌、透明细胞癌、癌肉瘤）

9.2.1 术后辅助治疗（浆液性癌、透明细胞癌）

分期	分层	Ⅰ级推荐	Ⅱ级推荐	Ⅲ级推荐
Ⅰ期	病理无肿瘤残留	观察		
	Ⅰ A 期（无肌层浸润）且腹腔冲洗液（−）		阴道近距离放疗或观察 a	
	Ⅰ A 期（无肌层浸润）且腹腔冲洗液（+）		系统治疗 ± 阴道近距离放疗	
	Ⅰ A 期（肌层浸润）、Ⅰ B 期	系统治疗 ± 体外放疗 ± 阴道近距离放疗 b, c, d	体外放疗 ± 阴道近距离放疗 d	
Ⅱ期		系统治疗 ± 体外放疗 ± 阴道近距离放疗 b, e	体外放疗 ± 阴道近距离放疗 d	
Ⅲ～ⅣA 期	手术无残余病灶	系统治疗 ± 体外放疗 ± 阴道近距离放疗 e	系统治疗 f	
ⅣB 期或手术有残余病灶		个体化的综合治疗 g		

【注释】

a　PORTEC2 研究[1]显示阴道近距离放疗应作为早期高 / 中风险病例的标准治疗方式。PORTEC2 研究中并没有纳入浆液性癌和透明细胞癌，但此两类特殊病理类型不伴肌层浸润的 I A 期为中风险病例，因此推荐术后阴道近距离放疗。由于有关不伴肌层浸润的 *P53* 异常型非子宫内膜样癌使用辅助治疗是否获益的研究少，多为个案报道，且结论不一致，故此类患者术后也可考虑观察。

b　PORTEC3 研究[2] I ~ Ⅲ期浆液性癌及透明细胞癌使用同步放化疗 + 系统治疗生存获益优于体外放疗组。同步放化疗 + 系统治疗方案：体外放疗（第 1 和第 4 周分别联合顺铂 50mg/m² 静脉化疗）+ 紫杉醇联合卡铂 4 疗程静脉化疗（紫杉醇 175mg/m²，卡铂 AUC=5，每 21d 一次）。体外放疗联合同步化疗因不良反应重，国内医生很少采用。

c　NSGO-EC-9501/EORTC-55991 研究[3]显示与单纯盆腔体外放疗相比，盆腔体外放疗 + 系统治疗可提高 I 期高危患者的无进展生存期。

d　GOG249 研究[4]显示对于 I ~ Ⅱ期腹腔冲洗液阴性的浆液性癌、透明细胞癌，阴道近距离放疗 + 系统治疗（方案：紫杉醇联合卡铂 3 疗程静脉化疗）与体外放疗 + 阴道近距离放疗相比，复发率和总生存期相近。

e　PORTEC3 研究[2]建议有宫颈管间质浸润的患者，可考虑同步放化疗联合阴道近距离放疗。

f　GOG258 研究[5]显示Ⅲ~ ⅣA 期浆液性癌、透明细胞癌患者，使用同步放化疗 + 系统治疗（方案同 PORTEC3）与单纯系统治疗（紫杉醇联合卡铂 6 疗程静脉化疗）相比，并未延长患者的无复发生存期。但亚组分析显示，相对于子宫内膜样癌，透明细胞癌和浆液性癌可能从同步放化疗 + 系统治疗中获益更显著。

g 针对盆腔残留病灶（切缘阳性、累及阴道和盆腔侧壁）及远处转移不可切除的病灶，放疗可以控制局部病灶，化疗不仅作为全身系统治疗方式，还可降低远处转移风险。可以考虑个体化放疗联合系统治疗的方式。对于 III～IV 期 HER2 阳性的浆液性癌患者，可选择紫杉醇 + 卡铂 + 曲妥珠单抗作为系统治疗[6]。NRG-GY018 研究[7] 显示在 III～IVA 期有残留病灶、IVB 期有或无残留病灶的浆液性癌、透明细胞癌患者中，帕博利珠单抗（200mg）+ 紫杉醇（175mg/m^2）+ 卡铂（AUC 5）每 21d 一次，共 6 疗程，此后帕博利珠单抗（400mg，每 6 周一次）维持 14 周期相比紫杉醇 + 卡铂治疗，可显著延长无进展生存期。

参考文献

[1] WORTMAN BG, CREUTZBERG CL, PUTTER H, et al. Ten-year results of the PORTEC-2 trial for high-intermediate risk endometrial carcinoma: improving patient selection for adjuvant therapy. Br J Cancer, 2018, 119 (9): 1067-1074.

[2] DE BOER SM, POWELL ME, MILESHKIN L, et al. Adjuvant chemoradiotherapy versus radiotherapy alone in women with high-risk endometrial cancer (PORTEC-3): Patterns of recurrence and post-hoc survival analysis of a randomised phase 3 trial. Lancet Oncol, 2019, 20 (9): 1273-1285.

[3] HOGBERG T, SIGNORELLI M, DE OLIVEIRA CF, et al. Sequential adjuvant chemotherapy and radiotherapy in

endometrial cancer: Results from two randomised studies. Eur J Cancer, 2010, 46 (13): 2422-2431.

[4] RANDALL ME, FILIACI V, MCMEEKIN DS, et al. Phase Ⅲ trial: Adjuvant pelvic radiation therapy versus vaginal brachytherapy plus paclitaxel/carboplatin in high-intermediate and high-risk early stage endometrial cancer. J Clin Oncol, 2019, 37 (21): 1810-1818.

[5] MATEI D, FILIACI V, RANDALL ME, et al. Adjuvant chemotherapy plus radiation for locally advanced endometrial cancer. N Engl J Med, 2019, 380 (24): 2317-2326.

[6] FADER AN, ROQUE DM, SIEGEL E, et al. Randomized phase Ⅱ trial of carboplatin-paclitaxel versus carboplatin-paclitaxel-trastuzumab in uterine serous carcinomas that overexpress human epidermal growth factor receptor 2/neu. J Clin Oncol, 2018, 36 (20): 2044-2051.

[7] ESKANDER RN, SILL MW, BEFFA L, et al. Pembrolizumab plus chemotherapy in advanced endometrial cancer. N Engl J Med, 2023, 388 (23): 2159-2170.

9.2.2　术后辅助治疗（癌肉瘤）

分期	Ⅰ级推荐	Ⅱ级推荐	Ⅲ级推荐
Ⅰ~Ⅳ期	系统治疗 a ± 体外放疗 ± 阴道近距离放疗 b		

【注释】

a　GOG150 研究[1]显示Ⅰ~Ⅳ期癌肉瘤患者术后辅助异环磷酰胺 + 顺铂化疗与全腹放疗相比，疾病复发率和总生存率有延长趋势但差异均无统计学意义。GOG261 研究[2]显示Ⅰ~Ⅳ期子宫癌肉瘤患者使用紫杉醇联合卡铂化疗对比异环磷酰胺联合紫杉醇方案，可延长患者的无进展生存期，而两组在总生存期无差异。Ⅲ～Ⅳ期 HER2 阳性的癌肉瘤患者可选择紫杉醇＋卡铂＋曲妥珠单抗作为系统治疗[3]。

b Reed 等[4]进行了Ⅰ～Ⅱ期子宫肉瘤患者术后辅助体外放疗对比术后观察的Ⅲ期随机对照研究，亚组分析显示与术后观察相比，接受体外放疗的 91 例癌肉瘤患者，局部复发率降低，但在无进展生存期及总生存期上无显著获益。

参考文献

［1］ WOLFSON AH, BRADY MF, ROCERETO T, et al. A gynecologic oncology group randomized phase Ⅲ trial of whole abdominal irradiation (WAI) vs. cisplatin-ifosfamide and mesna (CIM) as post-surgical therapy in stage Ⅰ - Ⅳ carcinosarcoma (CS) of the uterus. Gynecol Oncol, 2007, 107 (2): 177-185.

［2］ POWELL MA, FILIACI VL, HENSLEY ML, et al. Randomized phase Ⅲ trial of paclitaxel and carboplatin versus paclitaxel and ifosfamide in patients with carcinosarcoma of the uterus or ovary: An NRG oncology trial. J Clin Oncol, 2022, 40 (9): 968-977.

［3］ FADER AN, ROQUE DM, SIEGEL E, et al. Randomized phase Ⅱ trial of carboplatin-paclitaxel versus carboplatin-paclitaxel-trastuzumab in uterine serous carcinomas that overexpress human epidermal growth factor receptor 2/neu. J Clin Oncol, 2018, 36 (20): 2044-2051.

［4］ REED NS, MANGIONI C, MALMSTRÖM H, et al. Phase Ⅲ randomised study to evaluate the role of adjuvant pelvic radiotherapy in the treatment of uterine sarcomas stages Ⅰ and Ⅱ: An European Organisation for Research and Treatment of Cancer Gynaecological Cancer Group Study (protocol 55874). Eur J Cancer, 2008, 44 (6): 808-818.

9.3 复发治疗（浆液性癌、透明细胞癌、癌肉瘤）

处理原则同复发子宫内膜样癌。

（1）对于Ⅲ/Ⅳ期或复发性HER2阳性的浆液性癌患者，可选择紫杉醇+卡铂+曲妥珠单抗作为系统治疗[1]。

（2）子宫癌肉瘤复发一线治疗时，如既往无系统治疗首选方案是紫杉醇+卡铂[2]；如既往有系统治疗，HER2阳性的癌肉瘤患者，可选择紫杉醇+卡铂+曲妥珠单抗治疗[1]，其他可选择的方案包括紫杉醇+卡铂、异环磷酰胺、异环磷酰胺+紫杉醇、异环磷酰胺+顺铂等。有两项针对晚期癌肉瘤的Ⅲ期随机对照研究表明，与异环磷酰胺单药相比，使用异环磷酰胺为基础的双药联合方案可以显著降低疾病进展和死亡风险，但不良反应更重[3-4]。

参考文献

［1］ FADER AN, ROQUE DM, SIEGEL E, et al. Randomized phase II Trial of carboplatin-paclitaxel versus carboplatin-paclitaxel-trastuzumab in uterine serous carcinomas that overexpress human epidermal growth factor receptor 2/neu. J Clin Oncol, 2018, 36 (20): 2044-2051.

［2］ POWELL MA, FILIACI VL, HENSLEY ML, et al. Randomized phase III trial of paclitaxel and carboplatin versus paclitaxel and ifosfamide in patients with carcinosarcoma of the uterus or ovary: An NRG oncology Trial. J Clin Oncol, 2022, 40 (9): 968-977.

［3］ SUTTON G, BRUNETTO VL, KILGORE L, et al. A phase III trial of ifosfamide with or without cisplatin in carcinosarcoma of the uterus: A Gynecologic Oncology Group Study. Gynecol Oncol, 2000, 79 (2): 147-153.

［4］ HOMESLEY HD, FILIACI V, MARKMAN M, et al. Phase III trial of ifosfamide with or without paclitaxel in advanced uterine carcinosarcoma: A Gynecologic Oncology Group Study. J Clin Oncol, 2007, 25 (5): 526-531.

10　复发和转移性子宫内膜癌的治疗

10.1　复发和转移性子宫内膜癌可供选择放疗方案

复发状态	Ⅰ级推荐	Ⅱ级推荐	Ⅲ级推荐
局部复发（既往未接受放疗）	体外放疗 [a] ± 阴道近距离放疗 ± 系统治疗 针对预期可以完全切除的复发病灶，可考虑手术治疗 ± 术中放疗（intraoperative radiotherapy，IORT）[b] 部分患者可补充术后放疗 [c]	姑息性治疗	
局部复发（既往接受过放疗）	既往仅接受过阴道近距离放疗，处理可参考初治未接受过放疗的患者，但是需评价危及器官的剂量 [d] 既往接受过体外放疗，对放疗野内孤立可切除的复发病灶，可选择手术切除 ± 系统治疗	再程放疗 [e] 姑息性治疗	
远处转移（寡转移病灶）[f]	局部手术或放射治疗 [f] + 系统治疗	姑息性治疗	
广泛转移	系统治疗 [g]		局部姑息放疗 [h]

【注释】

a 放疗通常是未接受过放疗的患者局部复发的首选治疗方法[1-3]。

b 如盆侧壁病灶或包膜外受累的转移淋巴结切除后，可给予针对瘤床的 IORT[4]。

c 术后治疗：①病变局限在阴道或者阴道旁，术后给予体外放疗 ± 阴道近距离放疗 ± 系统治疗；②病变局限在盆腔或腹主动脉旁淋巴结，术后给予体外放疗 ± 系统治疗；③复发到达上腹部和 / 或腹膜，病灶术后无肉眼可见的残留，给予系统治疗；④上腹部病灶术后有肉眼可见的残留者，应给予系统治疗，必要时酌情给予局部放疗。上腹部体外放疗应慎重选择。

d 评价如直肠、膀胱、粘连在阴道顶端的肠管等曾接受过的放疗剂量，计算剩余剂量空间。

e 再程放疗需十分谨慎，应根据复发病灶部位、以前的靶区和剂量、距离以前放疗的时间、患者的心理预期等进行个体化治疗。较多的再程放疗是采用组织间插植近距离放疗或 IORT，特别是对局限在阴道残端或盆侧壁的病灶。对于采取体外放疗的再程放疗，需充分评估后，合理选择方式方法，如立体定向放疗、质子或重离子治疗等。特别是盆侧壁或淋巴结转移病灶，通常都需要联合系统治疗。

f 寡转移是指数量和分布有限的远处转移性疾病状态。寡转移定义为 1~5 个转移 / 复发病灶，且原发病灶得到控制，可以通过局部措施（手术、放疗等）治疗这些转移灶[5-7]，联合系统治疗。如果不适合采用局部治疗或多次复发，可参照广泛转移的治疗方式。

g 参见复发和转移性子宫内膜癌系统性治疗方案部分。

h 缓解疼痛或出血。

参考文献

[1] CHAPMAN CH, MAGHSOUDI K, LITTELL RD, et al. Salvage high-dose-rate brachytherapy and external beam radiotherapy for isolated vaginal recurrences of endometrial cancer with no prior adjuvant therapy. Brachytherapy, 2017, 16 (6): 1152-1158.

[2] HO JC, ALLEN PK, JHINGRAN A, et al. Management of nodal recurrences of endometrial cancer with IMRT. Gynecol Oncol, 2015, 139 (1): 40-46.

[3] SEKII S, MURAKAMI N, KATO T, et al. Outcomes of salvage high-dose-rate brachytherapy with or without external beam radiotherapy for isolated vaginal recurrence of endometrial cancer. J Contemp Brachytherapy, 2017, 9 (3): 209-215.

[4] BACKES FJ, MARTIN DD. Intraoperative radiation therapy (IORT) for gynecologic malignancies. Gynecol Oncol, 2015, 138 (2): 449-456.

[5] KUNOS CA, BRINDLE J, WAGGONER S, et al. Phase II clinical trial of robotic stereotactic body radiosurgery for metastatic gynecologic malignancies. Front Oncol, 2012, 2: 181.

[6] LODEWEGES JE, KLINKENBERG TJ, UBBELS JF, et al. Long-term outcome of surgery or stereotactic radiotherapy for lung oligometastases. J Thorac Oncol, 2017, 12 (9): 1442-1445.

[7] PALMA DA, OLSON R, HARROW S, et al. Stereotactic ablative radiotherapy versus standard of care palliative treatment in patients with oligometastatic cancers (SABR-COMET): A randomised, phase 2, open-label trial. Lancet, 2019, 393 (10185): 2051-2058.

复发和转移性子宫内膜癌的治疗

10.2 复发和转移性子宫内膜癌激素治疗方案

首选方案	其他推荐方案
醋酸甲地孕酮 / 他莫昔芬（交替）[a] 依维莫司 / 来曲唑[b]	孕激素类单药： 醋酸甲地孕酮[a] 醋酸甲羟孕酮[a]
	芳香化酶抑制剂： 他莫昔芬[a] 氟维司群[a]

【注释】

a 适用于对于低级别肿瘤或 ER/PR 阳性的患者[1-2]。
b 适用于子宫内膜样癌患者[1-2]。

参考文献

[1] KAUPPILA A. Oestrogen and progestin receptors as prognostic indicators in endometrial cancer. A review of the literature. Acta Oncol, 1989, 28 (4): 561-566.

[2] THIGPEN T, BRADY MF, HOMESLEY HD, et al. Tamoxifen in the treatment of advanced or recurrent endometrial carcinoma: A Gynecologic Oncology Group study. J Clin Oncol, 2001, 19 (2): 364-367.

10.3 复发和转移性子宫内膜癌系统性治疗方案

	I 级推荐	II 级推荐	III 级推荐
一线治疗	卡铂 + 紫杉醇[a]（适用于子宫内膜癌及子宫癌肉瘤）	卡铂 + 紫杉醇 + 帕博利珠单抗[b]（除外癌肉瘤） 卡铂 + 紫杉醇 + 曲妥珠单抗[c]（适用于 HER-2 阳性的子宫浆液性腺癌） 卡铂 + 紫杉醇 + 贝伐珠单抗[e] 卡铂 + 多西他赛[f] 先前使用过系统性治疗（化疗 ± 免疫检查点抑制剂），可选择以下方案：帕博利珠单抗 + 仑伐替尼[g]［适用于不存在错配修复缺陷型（pMMR）的子宫内膜癌］ 帕博利珠单抗[h, i]［适用于存在高度微卫星不稳定（MSI-H）/ 存在错配修复缺陷型（dMMR）或 TMB-H 的实体瘤］	卡铂 + 紫杉醇 + 曲妥珠单抗[d]（适用于 III ~ IV 期，HER-2 阳性的子宫癌肉瘤）

复发和转移性子宫内膜癌的治疗

复发和转移性子宫内膜癌系统性治疗方案（续）

	Ⅰ级推荐	Ⅱ级推荐	Ⅲ级推荐
二线及后线系统治疗		帕博利珠单抗 + 仑伐替尼 [g]［适用于不存在错配修复缺陷型（pMMR）的子宫内膜癌］ 帕博利珠单抗 [h, i]（适用于 MSI-H/dMMR 或 TMB-H 的实体瘤） 替雷利珠单抗 [k]（适用于 MSI-H/dMMR 的实体瘤） 恩沃利单抗 [k]（适用于 MSI-H/dMMR 的实体瘤） 斯鲁利单抗 [l]（适用于 MSI-H 的实体瘤） 异环磷酰胺 + 紫杉醇 [j]（适用于子宫癌肉瘤） 顺铂 + 异环磷酰胺 [j]（适用于子宫癌肉瘤）	顺铂 + 多柔比星 [m] 顺铂 + 多柔比星 + 紫杉醇 [m] 卡铂 + 多柔比星脂质体 [m] 多柔比星 异环磷酰胺 [j]（适用于子宫癌肉瘤） 顺铂 [n] 卡铂 [n] 紫杉醇 [n] 贝伐珠单抗 [o] 多柔比星脂质体 [n] 拓扑替康 [n] 白蛋白结合型紫杉醇 [p] 普特利单抗 [k]（适用于 MSI-H/dMMR 的实体瘤）

【注释】

a 适用于子宫内膜癌及子宫癌肉瘤[1-2]。

b 适用于 Ⅲ ~ Ⅳ 期子宫内膜癌，除外癌肉瘤[3]。

c 适用于 HER-2 阳性的子宫浆液性腺癌[4]。

d 适用于 HER-2 阳性的子宫癌肉瘤[4]。

e 适用于不可切除的转移性的子宫内膜癌[5-6]。

f 多西他赛适用于对紫杉醇存在禁忌的患者[7]。

g 适用于不可切除或转移性的，不存在错配修复缺陷型（pMMR）的子宫内膜癌患者的治疗[8]。

h 适用于不可切除或转移性的，微卫星高度不稳定（MSI-H）或错配修复基因缺陷型（dMMR）的成人晚期子宫内膜癌患者的治疗[9]。

i 适用于不可切除或转移性的，具有高组织肿瘤突变负荷（TMB-H，定义为 TMB ≥ 10Muts/Mb）的实体瘤患者的治疗[10]。

j 适用于子宫癌肉瘤[11-12]。

k 适用于不可切除或转移性的，微卫星高度不稳定（MSI-H）或错配修复基因缺陷型（dMMR）的成人晚期实体瘤患者的治疗[13-15]。

l 适用于不可切除或转移性的，微卫星高度不稳定（MSI-H）的成人晚期实体瘤患者的治疗[16]。

m 适用于子宫内膜癌患者的治疗，但由于担心毒性，顺铂 / 多柔比星 / 紫杉醇方案未被广泛应用[17-19]。

n 适用于复发或转移性子宫内膜癌患者的后线治疗[20-24]。

o 可考虑用于细胞毒化学治疗后进展的患者的治疗[25]。

p 适用于对紫杉醇存在过敏但紫杉醇皮试阴性的患者。

［附 1］常用的子宫内膜癌系统化疗方案

紫杉醇 / 卡铂静脉 3 周化疗方案：
紫杉醇 $175mg/m^2$，静脉滴注，至少 3h
卡铂 AUC 5，静脉滴注，至少 1h
每 3 周重复

紫杉醇 / 卡铂 / 曲妥珠单抗 3 周化疗方案：
紫杉醇 $175mg/m^2$，静脉滴注，至少 3h
卡铂 AUC 5，静脉滴注，至少 1h
曲妥珠单抗第 1 周期 8mg/kg，之后的周期 6mg/kg，静脉滴注，首次输注时间约为 90min，若耐受量好，后续输注可改为 30min
每 3 周重复

紫杉醇 / 卡铂 / 帕博利珠单抗 3 周化疗方案：

紫杉醇 175mg/m^2，静脉滴注，至少 3h

卡铂 AUC 5，静脉滴注，至少 1h

帕博利珠单抗 200mg，30min 静脉输注联合化疗，

每 3 周重复

6 个周期之后帕博利珠单抗 400mg，每 6 周 1 次，最多 14 个周期

紫杉醇 / 卡铂 / 贝伐珠单抗 3 周化疗方案：

紫杉醇 175mg/m^2，静脉滴注，至少 3h

卡铂 AUC 5，静脉滴注，至少 1h

贝伐珠单抗 15mg/kg，静脉滴注

既往盆腔放疗的患者接受紫杉醇 135mg/m^2 和卡铂 AUC 5

每 3 周重复

顺铂 / 多柔比星静脉 3 周化疗方案：

多柔比星 60mg/m^2，静脉滴注，至少 1h

顺铂 50mg/m^2，静脉滴注，

每 3 周重复

复发和转移性子宫内膜癌的治疗

卡铂/多西他赛3周化疗方案：

多西他赛 60~75mg/m^2，静脉滴注，至少 1h

卡铂 AUC 5，静脉滴注，至少 1h

每 3 周重复

参考文献

［1］ MILLER DS, FILIACI VL, MANNEL RS, et al. Carboplatin and paclitaxel for advanced endometrial cancer: Final overall survival and adverse event analysis of a phase Ⅲ trial (NRG Oncology/GOG0209). J Clin Oncol, 2020, 38 (33): 3841-3850.

［2］ POWELL MA, FILIACI VL, HENSLEY ML, et al. Randomized phase Ⅲ trial of paclitaxel and carboplatin versus paclitaxel and ifosfamide in patients with carcinosarcoma of the uterus or ovary: An NRG oncology trial. J Clin Oncol, 2022, 40 (9): 968-977.

［3］ ESKANDER RN, SILL MW, BEFFA L, et al. Pembrolizumab plus chemotherapy in advanced endometrial cancer. N Engl J Med, 2023, 388 (23): 2159-2170.

［4］ FADER AN, ROQUE DM, SIEGEL E, et al. Randomized phase Ⅱ trial of carboplatin-paclitaxel versus carboplatin-paclitaxel-trastuzumab in uterine serous carcinomas that overexpress human epidermal growth factor receptor 2/neu. J Clin Oncol, 2018, 36 (20): 2044-2051.

［5］ AGHAJANIAN C, FILIACI V, DIZON DS, et al. A phase Ⅱ study of frontline paclitaxel/carboplatin/bevacizumab, paclitaxel/carboplatin/temsirolimus, or ixabepilone/carboplatin/bevacizumab in advanced/recurrent endometrial cancer. Gynecol Oncol, 2018, 150 (2): 274-281.

［6］ THIEL KW, DEVOR EJ, FILIACI VL, et al. TP53 Sequencing and p53 immunohistochemistry predict outcomes when bevacizumab is added to frontline chemotherapy in endometrial cancer: An NRG Oncology/Gynecologic Oncology Group Study. J Clin Oncol, 2022, 40 (28): 3289-3300.

［7］ NOMURA H, AOKI D, TAKAHASHI F, et al. Randomized phase Ⅱ study comparing docetaxel plus cisplatin, docetaxel plus carboplatin, and paclitaxel plus carboplatin in patients with advanced or recurrent endometrial carcinoma: A Japanese Gynecologic Oncology Group study (JGOG2041). Ann Oncol, 2011, 22 (3): 636-642.

［8］ MAKKER V, COLOMBO N, CASADO HERRÁEZ A, et al. Lenvatinib plus pembrolizumab for advanced endometrial cancer. N Engl J Med, 2022, 386 (5): 437-448.

［9］ O'MALLEY DM, BARIANI GM, CASSIER PA, et al. Pembrolizumab in patients with microsatellite instability-high advanced endometrial cancer: Results from the KEYNOTE-158 study. J Clin Oncol, 2022, 40 (7): 752-761.

［10］ MARABELLE A, FAKIH M, LOPEZ J, et al. Association of tumour mutational burden with outcomes in patients with advanced solid tumours treated with pembrolizumab: Prospective biomarker analysis of the multicohort, open-label, phase 2 KEYNOTE-158 study. Lancet Oncol, 2020, 21 (10): 1353-1365.

［11］ HOMESLEY HD, FILIACI V, MARKMAN M, et al. Phase Ⅲ trial of ifosfamide with or without paclitaxel in advanced uterine carcinosarcoma: A Gynecologic Oncology Group Study. J Clin Oncol, 2007, 25 (5): 526-531.

［12］ SUTTON G, BRUNETTO VL, KILGORE L, et al. A phase Ⅲ trial of ifosfamide with or without cisplatin in carcinosarcoma of the uterus: A Gynecologic Oncology Group Study. Gynecol Oncol, 2000, 79 (2): 147-153.

［13］ LI J, XU Y, ZANG AM, et al. A phase 2 study of tislelizumab monotherapy in patients with previously treated, locally advanced unresectable or metastatic microsatellite instability-high/mismatch repair deficient solid tumors. J Clin Oncol 2021, 39 (15_suppl): 2569.

［14］ LI J, DENG Y, ZHANG W, et al. Subcutaneous envafolimab monotherapy in patients with advanced defective mis-

复发和转移性子宫内膜癌的治疗

match repair/microsatellite instability high solid tumors. J Hematol Oncol, 2021, 14 (1): 95.

[15] DHILLON S. Pucotenlimab: First approval. Drugs, 2022, 82 (15): 1557-1564.

[16] QIN S, LI J, ZHONG H, et al. Serplulimab, a novel anti-PD-1 antibody, in patients with microsatellite instability-high solid tumours: an open-label, single-arm, multicentre, phase II trial. Br J Cancer, 2022, 127 (12): 2241-2248.

[17] THIGPEN JT, BRADY MF, HOMESLEY HD, et al. Phase III trial of doxorubicin with or without cisplatin in advanced endometrial carcinoma: A gynecologic oncology group study. J Clin Oncol, 2004, 22 (19): 3902-3908.

[18] FLEMING GF, BRUNETTO VL, CELLA D, et al. Phase III trial of doxorubicin plus cisplatin with or without paclitaxel plus filgrastim in advanced endometrial carcinoma: A Gynecologic Oncology Group Study. J Clin Oncol, 2004, 22 (11): 2159-2166.

[19] PIGNATA S, SCAMBIA G, PISANO C, et al. A multicentre phase II study of carboplatin plus pegylated liposomal doxorubicin as first-line chemotherapy for patients with advanced or recurrent endometrial carcinoma: The END-1 study of the MITO (Multicentre Italian Trials in Ovarian Cancer and Gynecologic Malignancies) group. Br J Cancer, 2007, 96 (11): 1639-1643.

[20] THIGPEN JT, BLESSING JA, HOMESLEY H, et al. Phase II trial of cisplatin as first-line chemotherapy in patients with advanced or recurrent endometrial carcinoma: A Gynecologic Oncology Group Study. Gynecol Oncol, 1989, 33 (1): 68-70.

[21] VAN WIJK FH, LHOMMÉ C, BOLIS G, et al. Phase II study of carboplatin in patients with advanced or recurrent endometrial carcinoma: A trial of the EORTC Gynaecological Cancer Group. Eur J Cancer, 2003, 39 (1): 78-85.

[22] BALL HG, BLESSING JA, LENTZ SS, et al. A phase II trial of paclitaxel in patients with advanced or recurrent adeno-carcinoma of the endometrium: A Gynecologic Oncology Group study. Gynecol Oncol, 1996, 62 (2): 278-281.

[23] MUGGIA FM, BLESSING JA, SOROSKY J, et al. Phase II trial of the pegylated liposomal doxorubicin in previously treated metastatic endometrial cancer: A Gynecologic Oncology Group study. J Clin Oncol, 2002, 20 (9): 2360-2364.

[24] WADLER S, LEVY DE, LINCOLN ST, et al. Topotecan is an active agent in the first-line treatment of metastatic or recurrent endometrial carcinoma: Eastern Cooperative Oncology Group Study E3E93. J Clin Oncol, 2003, 21 (11): 2110-2114.

[25] AGHAJANIAN C, SILL MW, DARCY KM, et al. Phase II trial of bevacizumab in recurrent or persistent endometrial cancer: A Gynecologic Oncology Group study. J Clin Oncol, 2011, 29 (16): 2259-2265.

复发和转移性子宫内膜癌的治疗

11　子宫内膜癌的随访

目的 [a]	I 级推荐	II 级推荐	III 级推荐
随访项目	随访频率： 在治疗结束后的 2~3 年内，应每 3~6 个月复查 1 次，之后每半年 1 次，5 年后每年 1 次 [b] 随访内容： 一般症状询问：可能复发的症状体征包括但不限于阴道出血或血性分泌物、腹部或盆腔包块、血尿、血便、持续性疼痛（尤其是腹部或盆腔区域）、腹胀、食欲减退、咳嗽、呼吸困难、下肢水肿、体重减轻等 [c] 体格检查：每次复查时应特别注意进行妇科检查和全身浅表淋巴结检查，阴道穹隆细胞学检查可用于检测阴道残端复发 [d] 肿瘤标志物检查：CA125、CA19-9、HE4 检测 [e] 影像学检查：可选择超声（腹部、盆部）、增强 CT（胸部、腹部、盆部）或 MRI 检查，必要时行全身 PET/CT 检查 [f] 健康教育： 向患者宣教健康生活方式，指导饮食营养、运动、戒烟、性健康等，鼓励适当的性生活（包括阴道扩张器、润滑剂的使用），评估其他合并疾病如糖尿病、高血压等情况，注意治疗的远期不良反应处理等	较 I 级推荐更频繁的随访频率	PET/CT

【注释】

a 随访/监测的主要目的是发现可以接受潜在根治为目的治疗的转移复发，暂没有高级别循证医学证据支持什么样的随访/监测策略是最佳的。

b 绝大多数患者复发发生在治疗后 3 年内[1]，建议患者治疗后 3~5 年内专科随访，5 年后可于全科门诊继续复查。

c 当出现以上可疑症状时应高度警惕及时进一步检查明确原因[2]，对于接受放疗的患者应注意放疗相关的不良反应，包括直肠、膀胱、阴道、皮肤、皮下组织、骨骼和其他部位的并发症。

d 早期患者无症状阴道复发率较低，术后无症状患者不推荐常规阴道细胞学检查[3]。

e CA125、CA19-9、HE-4 可作为血清肿瘤标志物监测在治疗后的随访中考虑，初始治疗时肿瘤标志物升高则监测意义更大[4-6]。

f 影像学检查应根据疾病分期、病理学分级、患者症状、风险评估和临床怀疑疾病复发或转移进行选择；Ⅲ/Ⅳ期患者在初始治疗后 3 年内推荐每 6 个月行胸、腹、盆腔 CT 一次，之后每 6~12 个月 1 次至 5 年，5 年之后每 1~2 年 1 次；或根据具体情况个体化时间间隔检查，经选择的怀疑疾病复发转移的某些患者可行 PET/CT 检查。

子宫内膜癌的随访

参考文献

[1] KOSKAS M, AMANT F, MIRZA MR, et al. Cancer of the corpus uteri: 2021 update. Int J Gynaecol Obstet, 2021, 155 Suppl 1 (Suppl 1): 45-60.

[2] FUNG-KEE-FUNG M, DODGE J, ELIT L, et al. Follow-up after primary therapy for endometrial cancer: A systematic review. Gynecol Oncol, 2006, 101 (3): 520-529.

[3] SALANI R, KHANNA N, FRIMER M, et al. An update on post-treatment surveillance and diagnosis of recurrence in women with gynecologic malignancies: Society of Gynecologic Oncology (SGO) recommendations. Gynecol Oncol, 2017, 146 (1): 3-10.

[4] BIGNOTTI E, RAGNOLI M, ZANOTTI L, et al. Diagnostic and prognostic impact of serum HE4 detection in endometrial carcinoma patients. Br J Cancer, 2011, 104 (9): 1418-1425.

[5] PATSNER B, JR ORR JW, JR MANN WJ. Use of serum CA 125 measurement in posttreatment surveillance of early-stage endometrial carcinoma. Am J Obstet Gynecol, 1990, 162 (2): 427-429.

[6] DEGEZ M, CAILLON H, CHAUVIRÉ-DROUARD A, et al. Endometrial cancer: A systematic review of HE4, REM and REM-B. Clin Chim Acta, 2021, 515: 27-36.